孤独症儿童
认知与社交能力
训练大书

〔美〕普亚·特里维迪·帕里克◎著　乔环环◎译

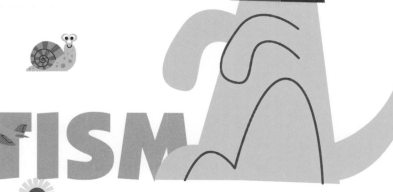

AUTISM
Activity Book for kids

北京科学技术出版社

著作权合同登记号 图字：01-2022-2132

图书在版编目（CIP）数据

孤独症儿童认知与社交能力训练大书/(美)普亚·特里维迪·帕里克 (Puja Trivedi Parikh) 著；乔环环 译. -- 北京：北京科学技术出版社，2022.7
书名原文：Autism Activity Book for Kids
ISBN 978-7-5714-2256-1

Ⅰ.①孤… Ⅱ.①普…②乔… Ⅲ.①小儿疾病—孤独症—康复训练 Ⅳ.①R749.940.9

中国版本图书馆CIP数据核字（2022）第063389号

策划编辑：潘海坤　路　杨
责任编辑：路　杨
责任校对：贾　荣
图文制作：艺琳设计工作室
责任印制：吕　越
出 版 人：曾庆宇
出版发行：北京科学技术出版社
社　　址：北京西直门南大街16号
邮政编码：100035
电　　话：0086-10-66135495（总编室）　0086-10-66113227（发行部）
网　　址：www.bkydw.cn
印　　刷：北京宝隆世纪印刷有限公司
开　　本：787mm×1092mm　1/16
字　　数：80千字
印　　张：5.75
版　　次：2022年7月第1版
印　　次：2022年7月第1次印刷
ISBN 978-7-5714-2256-1

定　　价：69.80元

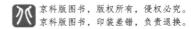

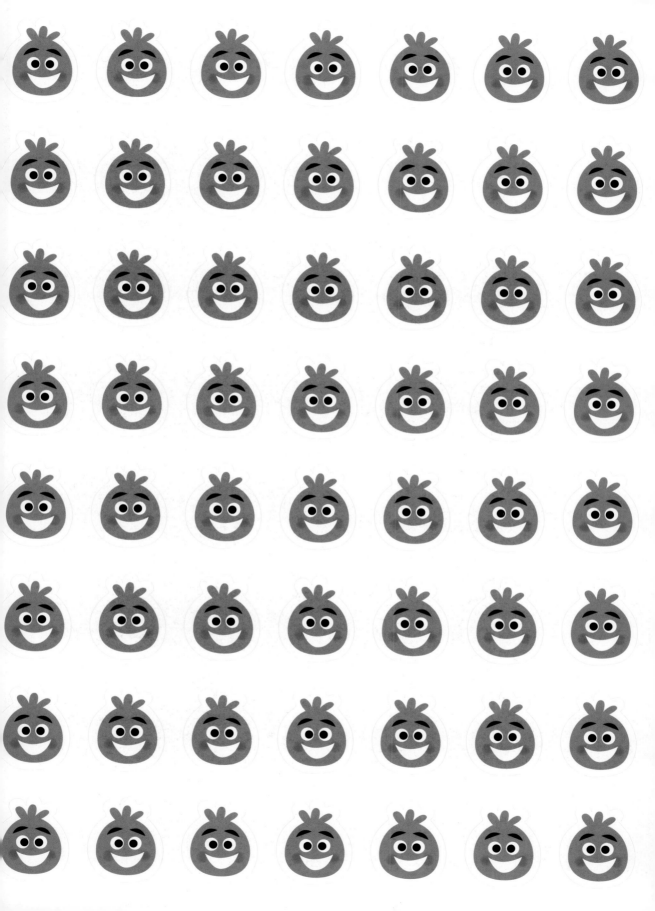

致我最珍爱的尼姆：

你的好奇心和天真是
上天赠予这个世界的礼物。
我非常荣幸成为你的妈妈，
也希望成为你永远的
"小贴心"。

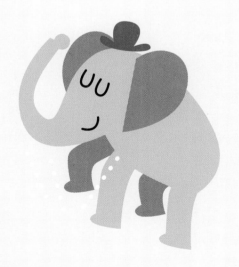

目　录

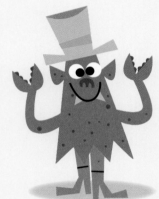

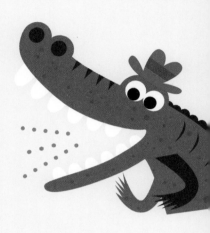

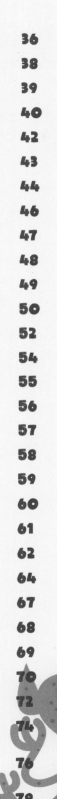

给家长和其他照料者的话

您好，欢迎翻开《孤独症儿童认知与社交能力训练大书》。我想为您鼓掌，因为您投入到了帮助孤独症谱系障碍（译者注：本书简称孤独症）儿童的事业当中。您的支持和同理心是帮助孩子立足于这个世界并获得自信心的重要部分。我希望这本书能够成为有价值的资源，并以系统的、轻松愉悦的方式将重要技能传授给您的孩子。

我叫普亚·特里维迪·帕里克，是一名有执照的临床社会工作者[①]和国际认证行为分析师[②]。我从事孤独症儿童教育、干预工作超过10年，且非常热衷以循证实践来支持这些孩子，帮助他们发挥内在的潜能，让这些孩子在成长的过程中获得快乐。

不管您是孤独症儿童的家长、照料者，还是治疗师，您应该可以理解他们在日常生活中面临的各种各样的挑战和挫折。但即便如此，您还是会看到孤独症儿童身上所具备的一些极好的独特优势。

每个孤独症儿童都是独特的，表现也各不一样。比如，可能您的孩子不会说话，但是可以通过肢体语言来表达自己、和同伴玩游戏，或者喜欢听歌和跳舞；可能您的孩子非常能说会道，但是很难发起社交互动、拓展兴趣领域或者适应生活常规的变化。无论您的孩子是哪种情况，这本书都可以帮助您应对各种各样的问题，同时培养孩子的多种能力和促进他好奇心的发展。

本书中介绍的活动，特别聚焦在提高孤独症儿童的以下能力：

沟通：您的孩子可能无法很好地与他人交流自己的想法、需求和欲望。本书中像"冰棒脸谱"（第12页）或者"黏土游戏"（第48页）这样的活动，能帮助不会说话的孩

---

① 临床社会工作者：是指社会工作者进行专业心理临床督导培训并通过相关考试后被授予执照，准许进行心理工作的社会工作者。目前国内没有这类职业，在大多数欧美国家普遍存在。
② 国际认证行为分析师：简称BCBA，由国际行为分析师认证委员会统一认证。BCBA是服务于孤独症儿童教育干预的重要专业人员。

子不用开口就可以表达自己。如果您的孩子会说话，像"我的帽子在哪里"（第16页）这样的活动，可以帮他更好地表达自己的想法。

社交技能：教给孩子社交技能可以帮助他获得有益的关系，并建立友谊。像"大卫在干嘛"（第28页）这样的练习活动，能够说明会话中视线接触和直接跟对方交谈的重要性。"问题游戏"（第52页）可以帮您的孩子成为主动倾听者，并在社交场景中学会与他人互动。

情绪感受：孤独症儿童可能很难辨认不同的情绪、解释不同的面部表情，或发现其他社交线索，比如肢体语言。他们可能会体验到一些很强烈的感受但难以表达。像"情绪配对"（第19页）这样的活动，可以帮助孤独症儿童辨认、理解和表达自己的感受，同时理解别人的感受，以便更好地适应这个世界。

自我调控：学会控制情绪会帮助孩子应对生活中不可避免的挑战。"礼物盒子"（第62页）使用视觉辅助和物品来帮助孩子在沮丧的时候平复心情。"丝丝的下雪天"（第64页）展示如何处理生活中的变化。"大嘴鸟汤姆"（第50页）介绍了如何利用正念和呼吸法来自我安慰。

感觉统合：一些画面、声音或者身体感觉可能会让孤独症儿童感到焦躁，导致他们逃避某些场景、物品甚至食物。像"树叶拓印"（第70页）这样的活动，会让孩子探索并习惯不同的感知刺激，从而促进孩子感觉统合的发展。

纠正刻板重复行为：孤独症儿童常常表现有重复刻板的身体动作或者固定的兴趣（兴趣狭隘），像"猴子迷宫"（第49页）这样好玩的解谜游戏，可以帮助孩子把注意力从重复性行为上转移出来。而"我的收藏品"（第74页）可以鼓励孩子思考和探索有趣的新领域。

除此之外，本书里的活动还能帮助您的孩子发展精细动作和大动作技能，提升与数学和阅读有关的学业能力。这些活动设计得很好玩，为孤独症儿童赋能以克服日常生活中的困难，帮助孩子理解他们生活在这个世界上的独特方式，让孩子为获得的独特技能而欣喜。

如何使用这本书

这本书为您的孩子准备了 50 个有趣又具有教育意义的活动。其中有一些活动孩子可以自行完成，有的需要大人在旁边提供帮助。您可以先跳过那些比较难的活动，日后再进行尝试，也可以把难的活动拆解成小的步骤，分几天完成。每个活动都有给家长的小贴士，解释这项活动如何帮助孤独症儿童，也包括在练习这项活动的过程中如何辅助和鼓励孩子。

您还可以结合以下这些建议来使用本书中的活动：

引导孩子：孤独症儿童可能会对不熟悉的事物感到无所适从，如果他不太愿意开始这项活动，不妨先跟孩子解释一下活动的玩法。您可以自己先玩一遍，为孩子演示活动的过程，来引导孩子参与活动。

设置一个计时器：在一些活动中使用计时器可以明确起始时间，既帮助孩子对活动的时间进展做到心里有数，也能在计时器响铃之后过渡到其他任务。最好不要只是在您的手机上设置一个计时器然后搁置一边等待铃声响起，您可以尝试使用一个视觉计时器，这样孩子可以"看到"时间的移动，也知道还有多久能结束。可以使用沙漏计时器，也可以在您的手机上下载专门的计时器应用软件。

使用小贴纸：如果您的孩子成功地完成了一项活动，请他在相应的活动页上贴一个小贴纸或者盖个小印章。这可以成为一种动机奖励，鼓励孩子完成每个活动，并且让他体验到成就感。（备注：您可以使用本书附赠的小贴纸，作为孩子完成活动后的奖励）

提供其他奖励：当孩子完成活动后，您还可以给他提供额外的奖励，比如可以玩自己最喜欢的玩具。这样做不仅可以激励孩子，还能让孩子关注活动的结果而非过程，以减轻焦虑感。在引入奖励的时候，可以使用"先做什么，然后做什么"的陈述。比如："你先完成书中的这个活动，然后再玩你最喜欢的游戏。"

给予表扬：当孩子进行本书介绍的活动时，不要吝啬您的鼓励和表扬。正如行为治疗领域里常有的观点："抓住孩子表现好的时刻，表扬那些你希望经常看到的行为。"这也叫"正强化"。这种做法可以激励孩子重复表现出好的行为，同时也增加了他的自信。

提供选择：如果孩子不愿意做某个活动，您可以提供不同的活动作为选择，这样可以让他觉得拥有自主权。例如，您可以这样对孩子说："今天早上你可以从这两个特别的活动中挑选一个来玩。"

不要逼迫孩子：当孩子不愿意进行书中的活动，或者不愿意坚持完成甚至出现情绪崩溃时，请不要逼迫孩子继续玩。您可以参与活动中并启发孩子，不要等到他犯错时再提供帮助，这样他会相信自己能胜任并愿意进一步投入活动中。或者您可以把活动拆解成几个小步骤，完成一个小步骤后，孩子可以休息一下并保持放松的心态（在活动间隔提供一些能安抚孩子的小玩具），然后继续这项活动。如果可以的话，您还可以让孩子尝试一下简单的呼吸练习（五步呼吸法，第 20 页）。如果这些都不管用，那就先等孩子状态好一点再说吧。

现在，让我们开始快乐的学习之旅吧！

活动

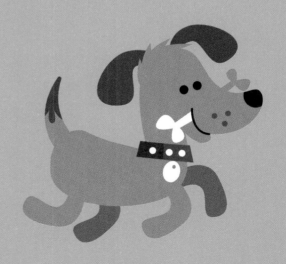

动物园里捉迷藏

完成任务后，
奖励自己一张小贴纸吧

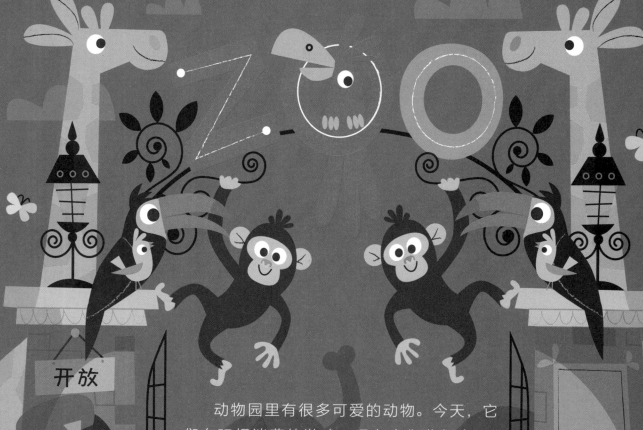

开放

动物园里有很多可爱的动物。今天，它们在玩捉迷藏的游戏，现在它们藏起来了，希望你能找到它们。

你可以找到 6 个动物吗？不要着急一下子就找到所有的动物，慢慢来，一个一个找。

把你发现的每一个动物都圈起来，然后在下一页的动物列表中划掉。

家长小贴士

通过这个活动，可以引导孩子学习如何扫视物品，帮助孩子集中注意力并持续聚焦在大人指定的任务上。

2

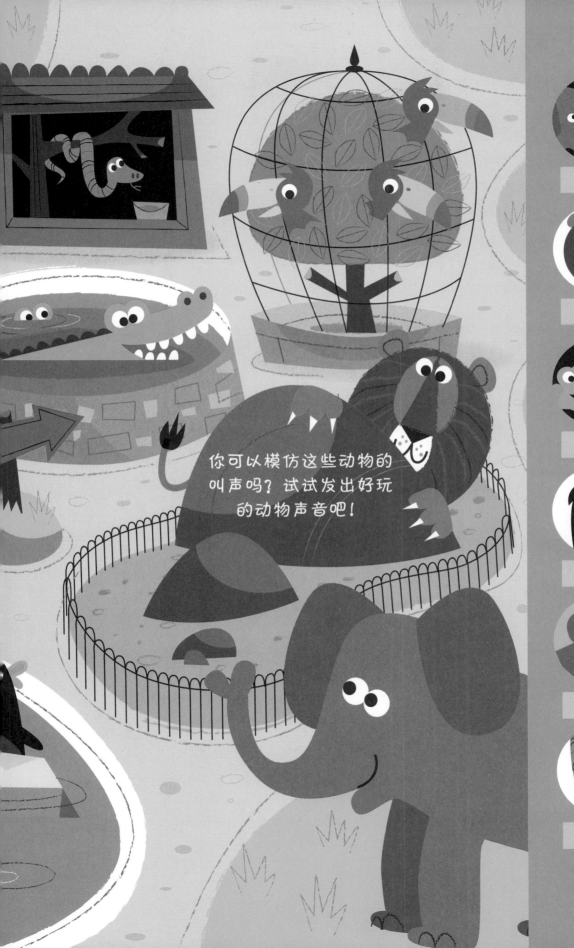

你可以模仿这些动物的叫声吗？试试发出好玩的动物声音吧！

大象

狮子

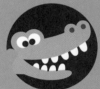

鳄鱼

企鹅

大嘴鸟

蛇

挖挖挖，挖恐龙

完成任务后，
奖励自己一张小贴纸吧

考古学家会到地球各个地方去挖掘恐龙化石，然后把这些化石放在一起来进行研究。你也来假装研究恐龙化石吧。把数字 1 ~ 30 旁边的点依次连起来，看看你"挖"的恐龙长什么样子。

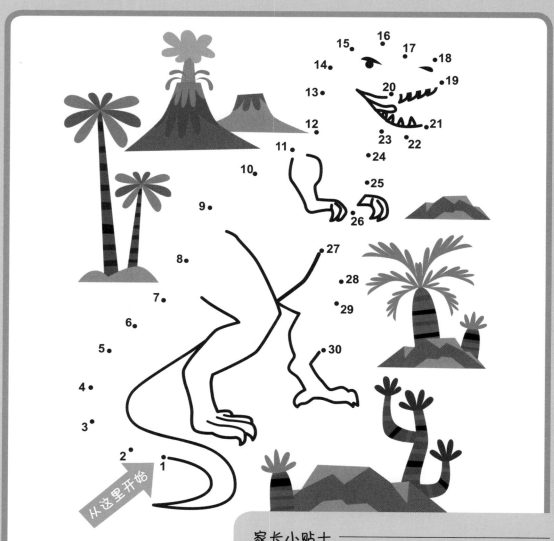

你知道这个恐龙的名字吗？
你想涂什么颜色呢？
试着给它涂上颜色。

家长小贴士

连线活动可以很好地锻炼孩子手部的精细动作，并发展报数以及维持注意力集中的能力。如果孩子不会连这些点，家长可以手把手帮他握住笔然后运笔连接几个点，直到他自己掌握窍门。

认识各种情绪

完成任务后，
奖励自己一张小贴纸吧

不好了，艾米丽"丢了"很多感受。

让我们来帮忙找到它们。去找找藏在汉字迷宫里的 5 种情绪感受吧。你可以从左到右、从上到下依次寻找。

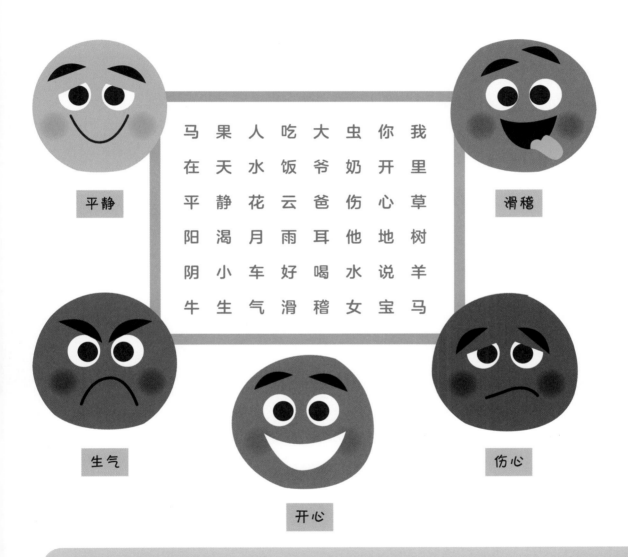

马	果	人	吃	大	虫	你	我
在	天	水	饭	爷	奶	开	里
平	静	花	云	爸	伤	心	草
阳	渴	月	雨	耳	他	地	树
阴	小	车	好	喝	水	说	羊
牛	生	气	滑	稽	女	宝	马

平静　滑稽　生气　开心　伤心

家长小贴士

　　这个活动鼓励孩子思考不同的感受。家长可以问问孩子在什么时候体会到这些感受，与此同时，分享自己生活中体会到这些感受的例子。甚至家长可以在真实生活场景中，指出当时当下的这些感受。

我的身体会说话：肢体信号

完成任务后，
奖励自己一张小贴纸吧

你知道吗？你的身体会发射出很多关于你心情的信号。如果能捕捉到这些信号，你可以告诉别人，还可以在需要的时候向别人求助。

开心的信号

当你开心的时候，身体会有哪些感觉？你心里会感觉暖洋洋的吗？还有别的吗？在旁边的图中找到你感受到开心的身体部位，把它涂成绿色。

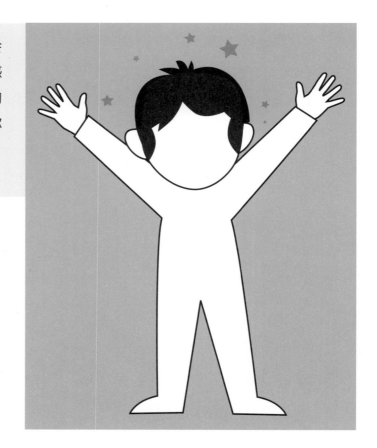

家长小贴士

这个活动帮助孩子理解身体的感觉和情绪感受是如何联结的，这让他更好地辨认和表达自己在每天的生活中产生的情绪、欲求和需要。

生气的信号

当你生气时，身体会有哪些表现？你的脸红彤彤的吗？你的心跳加快了吗？你的手攥紧了吗？还有别的吗？把你感受到生气的身体部位涂成红色。

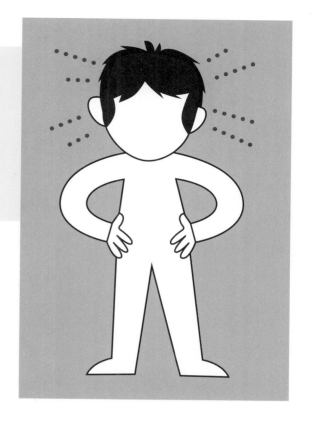

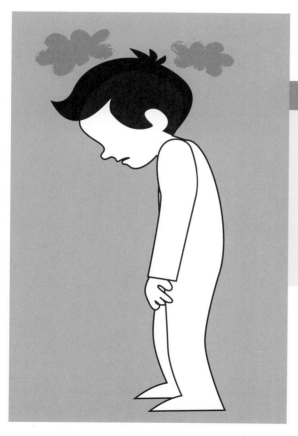

伤心的信号

当你伤心的时候，你的身体会发出哪些信号？你哭了吗？你的心感到沉重吗？还有其他的信号吗？把你感受到伤心的身体部位涂成蓝色。

滑稽的小怪物

有的小怪物可能很吓人,但有的也很滑稽,他们总是失去自己的朋友,又找到新的朋友。当滑稽的小怪物找到一个朋友,你就给他们加一个数字。当他们丢了一个朋友,你就给他们减去一个数字。

让我们来做下面的数学题,看看这些滑稽的小怪物有多少个朋友!

第一个题目已经帮你做出来了。

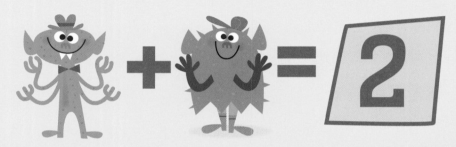

1 个滑稽小怪物发现了 1 个朋友。如果你写 1 加 1,你就得出有 *2* 个滑稽小怪物。

现在轮到你啦!

有 3 个滑稽小怪物,发现了 1 个朋友。现在总共有多少个小怪物?请把答案写在方框里。

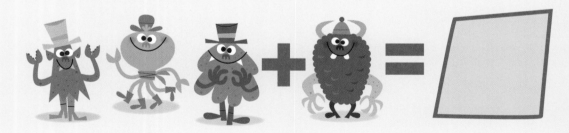

家长小贴士

这个好玩的游戏可以帮助孩子学习最基础的数学技能。家长可以帮孩子用铅笔指着每一个小怪物,一边指一边数,这样慢慢帮助孩子得出答案。

不好啦，有 2 个滑稽小怪物丢了 1 个朋友！

如果原本有 2 个滑稽小怪物，你减去 1 个，现在还有几个？

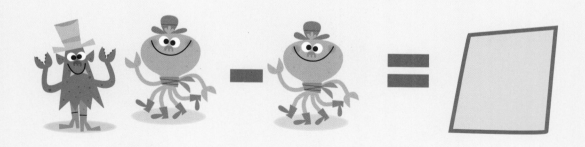

有 6 个滑稽小怪物发现了 2 个朋友！

有 6 个小怪物，再加上他们的 2 个朋友，现在总共有多少个小怪物？

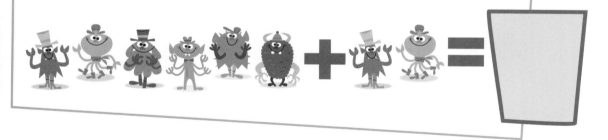

有 4 个滑稽小怪物丢了 2 个朋友！

如果原本有 4 个滑稽小怪物，你减去 2 个，现在还剩下几个？

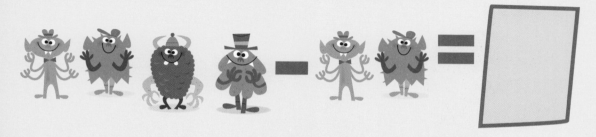

探寻新星球

想象一下你现在是一名宇航员，正在执行探索新星球的任务。从地球启航，走出火箭上的迷宫，你就可以到达新的星球啦，小心沿途遇到的太空石头。

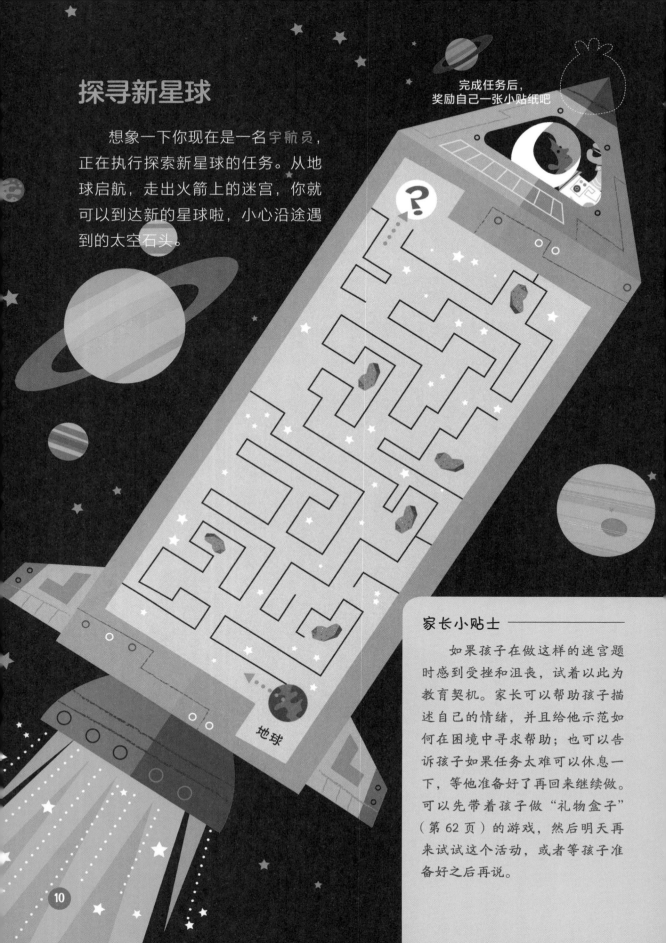

完成任务后，奖励自己一张小贴纸吧

？

地球

家长小贴士

如果孩子在做这样的迷宫题时感到受挫和沮丧，试着以此为教育契机。家长可以帮助孩子描述自己的情绪，并且给他示范如何在困境中寻求帮助；也可以告诉孩子如果任务太难可以休息一下，等他准备好了再回来继续做。可以先带着孩子做"礼物盒子"（第62页）的游戏，然后明天再来试试这个活动，或者等孩子准备好之后再说。

恭喜你！你已经发现新的星球啦！

现在你可以想象一下新的星球长什么样。表面是平坦的还是粗糙的？上面有火山、海洋，可能还有外星人，可能会像土星那样有条环状带。你可以给这个星球起一个名字吗？

要完成你的太空使命，还需要在星球上画上东西，然后涂颜色，并且给别人讲一讲关于这个星球的故事。

我的星球的名字

冰棒脸谱

　　我们每个人都会有情绪和感受。你在生日派对上看到好吃的生日蛋糕会感到很开心，也会因为派对结束而伤心。请记住，情绪感受不分好坏。它们来了又走，就好像天上的云卷云舒。

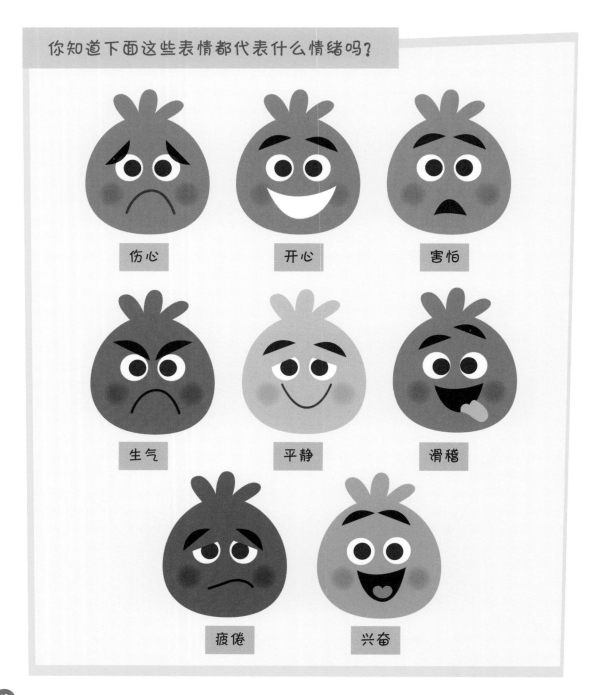

你知道下面这些表情都代表什么情绪吗？

伤心	开心	害怕
生气	平静	滑稽
疲倦	兴奋	

有时，讨论自己的情绪感受并没那么容易，让我们一起来做一些冰棒脸谱，帮助表达你的感受。

你需要

- 大人在旁边提供帮助
- 6 种不同的美工彩纸
- 1 支铅笔
- 剪刀
- 胶棒
- 6 支冰棒棍

怎么做

1 在每一张彩纸上画出一个圆圈。

2 现在想一种感受。当你有这种感受的时候，你可以做出什么表情。你现在可以做出这个表情吗？在一个圆圈里画出这个表情脸。

3 和大人一起讨论这个情绪感受。

什么事情会让你有这样的感受。然后，请大人帮你把这个表情脸剪下来，并把它粘贴到一个冰棒棍上。

4 继续做冰棒脸谱，你可以想想别的情绪感受，也可以借鉴前面一页的情绪介绍。

家长小贴士

　　这个游戏可以非常好地帮助孩子辨认和讨论情绪感受。在做这些脸谱的时候，可以让表情脸更加夸张。等这个活动结束后，可以把这些冰棒脸谱放到随手可得的地方，这样等下次孩子在表达情绪有困难的时候，把它们拿出来用。家长也可以让孩子举着能够匹配他心情的脸谱，然后教孩子用积极的方式去应对。

动物操

完成任务后，
奖励自己一张小贴纸吧

你可以像小青蛙一样跳跳跳、像大象一样跺跺脚、像大鳄鱼一样张大嘴巴吗？让我们一起来跳动物操吧！

掷一下骰子，然后找到跟你掷到的数字一样序号的图片。模仿图片中动物的动作！直到把所有的动物都模仿一遍，游戏才算结束。

可以邀请大人来陪你玩。不要忘了也模仿动物们的叫声哟！

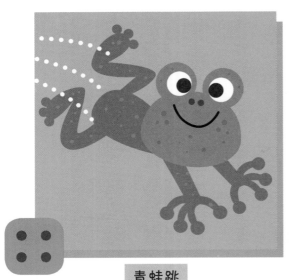

青蛙跳

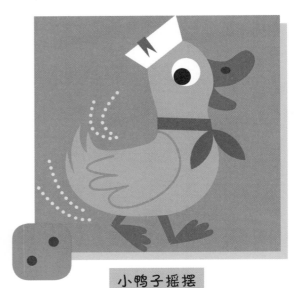

小鸭子摇摆

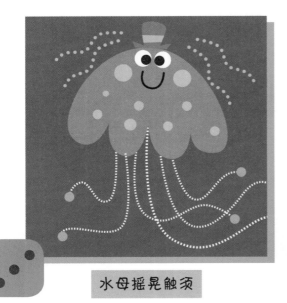

水母摇晃触须

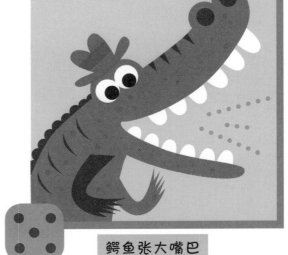

鳄鱼张大嘴巴

14

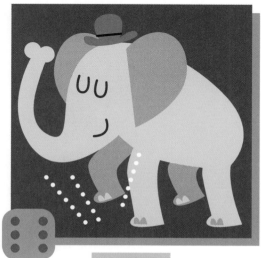

大象踩脚

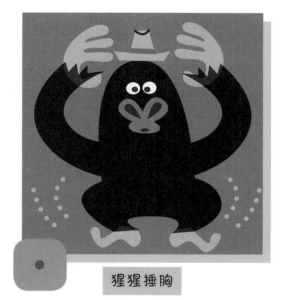

猩猩捶胸

我敢说你能用
"大象鼻子"
发出很大的叫声。

我的帽子在哪里

山姆不太会与人交谈或者提出问题。但是他也意识到向别人提问很重要，因为这样他可以在遇到问题的时候得到帮助，也能让别人知道自己的所需所想。

读一读下面这个故事，来看看山姆在找寻自己最爱的恐龙帽子时是如何提问的吧！

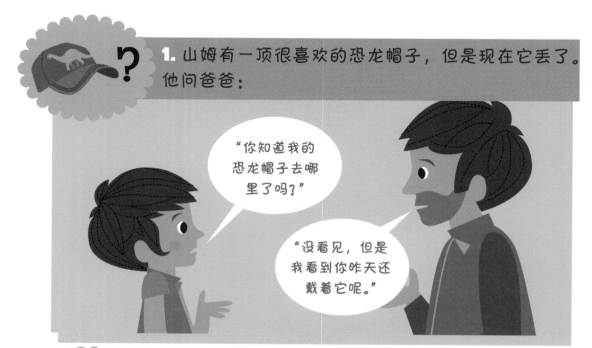

1. 山姆有一顶很喜欢的恐龙帽子，但是现在它丢了。他问爸爸：

"你知道我的恐龙帽子去哪里了吗？"

"没看见，但是我看到你昨天还戴着它呢。"

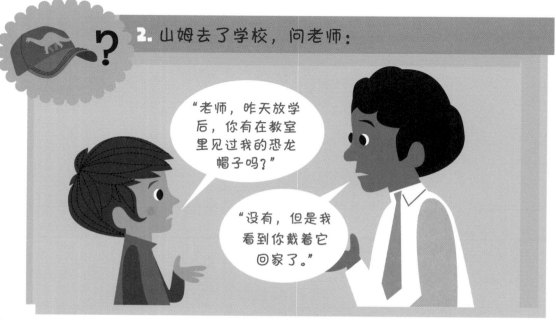

2. 山姆去了学校，问老师：

"老师，昨天放学后，你有在教室里见过我的恐龙帽子吗？"

"没有，但是我看到你戴着它回家了。"

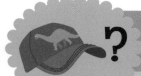

B. 山姆想到应该是妹妹拿了他的帽子。回到家，山姆问她：

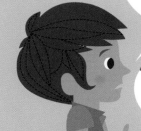

"你拿我的帽子了吗？"

"没有，是小狗狗拿的。"

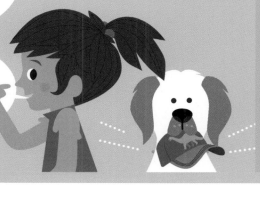

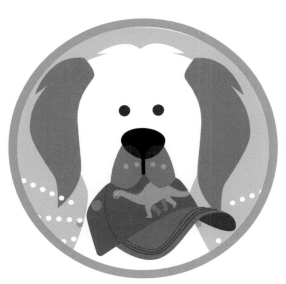

家长小贴士

　　这个故事可以帮助孩子在需要某个东西或者遇到问题的时候，学习如何提问。读完这个故事，帮助孩子写一些有用的问题，用来向家人和朋友提问吧。

多利鸭迷路了

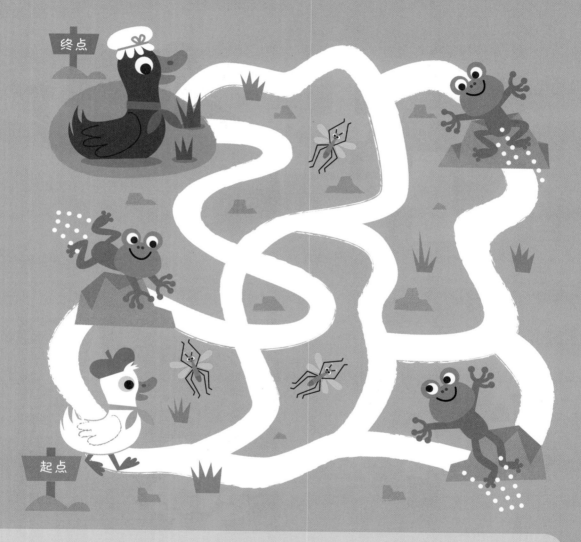

完成任务后，
奖励自己一张小贴纸吧

多利鸭和妈妈一起去游泳。她看到一只飞虫，于是跑去抓飞虫。不一会儿，多利鸭意识到她迷路了。你觉得现在多利鸭是什么感受呢？

沿着下面的小路，帮助多利鸭找到她的妈妈，小心跳来跳去的青蛙哟。

终点

起点

家长小贴士

如果孩子很容易走丢，这是一个非常好的练习活动，教孩子在外出的时候要紧跟着家长、牵好家长的手。家长还可以问问孩子："多利鸭找不到妈妈了，你觉得她会有什么感受？""你觉得妈妈找不到多利鸭会有什么感受？"然后问："多利鸭怎么做才不会走丢呢？"

情绪配对

完成任务后，
奖励自己一张小贴纸吧

我们每个人都有情绪，下面图片中的孩子也展现出了不同的情绪。当我们知道别人是什么感受，我们可以更好地帮助他们。请把下面的情绪描述和对应的图片用线连起来。

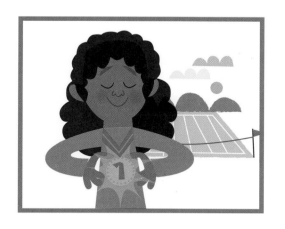

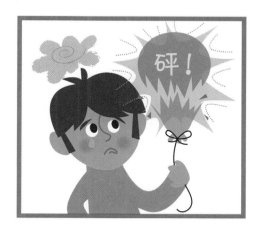

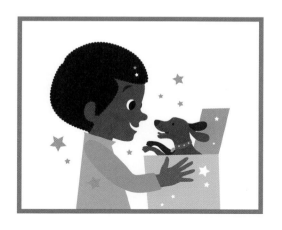

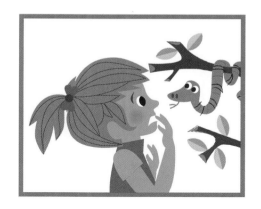

诺诺感到很伤心。

莎莎很害怕。

沐沐非常兴奋。

泽泽非常自豪。

家长小贴士

学会辨认情绪可以帮助孩子更好地理解和回应他人。当孩子做这个活动练习时，家长可以问一问："你觉得图片中这个女孩是什么感受？""为什么你觉得她是这样的感受？""她可以怎么做来让情况变得好一些？"如果家长觉得孩子可以的话，甚至可以问："如果你遇到相同的事情，你会是什么感受？""你觉得你会怎么做呢？"

五步呼吸法

完成任务后，
奖励自己一张小贴纸吧

当你感到生气、害怕或者沮丧的时候，你会很难保持平静。但是你知道吗？你可以做一些事情让自己放轻松！一种方式是"正念"，能帮助你把注意力集中到"此时此刻"。当你尝试这种方法的时候，你可以平静下来，然后再去告诉别人你的感受，并找到解决问题的方法。

一种练习正念的方法是玩"五步呼吸法"游戏。跟随下面这些步骤开始吧！

怎么做

1 把一只手的手掌展开，然后把它放到下一页的手掌图片上。

2 用另外一只手的食指来描出这只展开的手掌的轮廓。

3 一边慢慢用鼻子吸气，一边用你的食指沿着箭头往上描这只手的大拇指。

4 一边慢慢呼气，一边用食指沿着箭头往下描。

5 跟随所有的箭头来描，直到描完整个手掌。记住，当你往上描的时候吸气，往下描的时候呼气。

家长小贴士 ————————————

正念呼吸法是能帮助孩子学习应对压力的有效方法，使用像图示中这样的视觉提示引导孩子聚焦在深呼吸上，这可以给大脑传递放松和平静的信号。

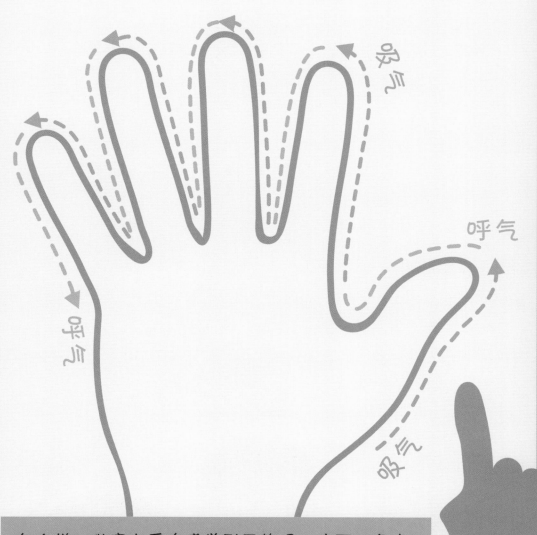

吸气

呼气

吸气

呼气

吸气

怎么样？做完之后有感觉到平静吗？你可以多次
尝试这样描你的手掌，直到掌握其中的要领。你
练习的次数越多，在爆发强烈情绪的时候，越容
易让自己平静下来。

灵活度小测验

完成任务后，
奖励自己一张小贴纸吧

这会是个挑战：把你的两只胳膊都往前伸直。现在两只胳膊都已经伸出来了，摇晃你的左胳膊，同时保持右胳膊不要动，坚持这样的动作 10 秒钟。

意识到你左胳膊的感觉了吗？当你移动它时，仔细体会气体的流动，这种感觉很好玩。我们称这种状态是灵活的。再看看你的右胳膊，我相信你肯定会感到僵硬、肌肉紧绷，可能还有一点累。我们称这种状态是僵硬的。

在生活中，保持灵活就像你左胳膊的动作一样，可以帮助你跟朋友友好相处、玩得开心、平稳应对计划的变动。但是如果你像右胳膊那样僵硬或呆板，可能会把事情搞砸。

阅读下面的测验题目，圈出每个场景中你认为灵活处理的方式。

1 杰杰和润润在玩桌游，朱莉走过来问是否可以一起玩。杰杰说："可以，来吧。"但是润润说："不行，我在和杰杰玩呢。"当朱莉问她是否可以加入一起玩的时候，润润应该怎么做才能表现得更有灵活性呢？

◇ 不说话或者只是看看朱莉，然后继续跟杰杰一起玩。

◇ 允许朱莉加入，并说："人越多，越好玩。"

◇ 跟朱莉说："不行，你不能玩。"

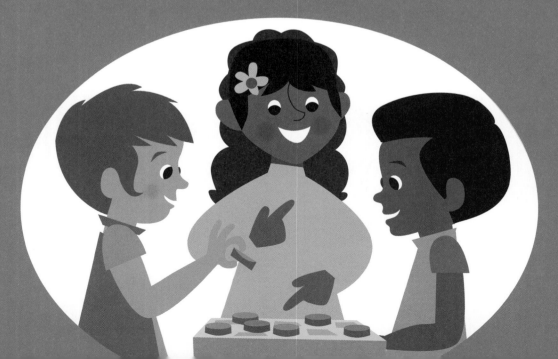

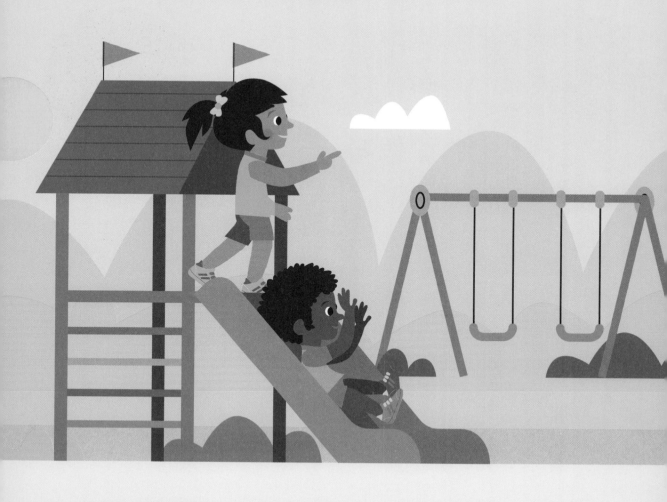

2 杰森和丫丫一起玩滑滑梯。丫丫想要去玩荡秋千，但是杰森还想和丫丫继续玩滑滑梯。杰森应该怎么做让自己变得更灵活？

◇ 让丫丫跟他一起玩滑滑梯。

◇ 愁眉苦脸地跟丫丫去荡秋千。

◇ 继续玩滑滑梯，但是告诉丫丫等他玩完滑滑梯就去跟她一起玩荡秋千。

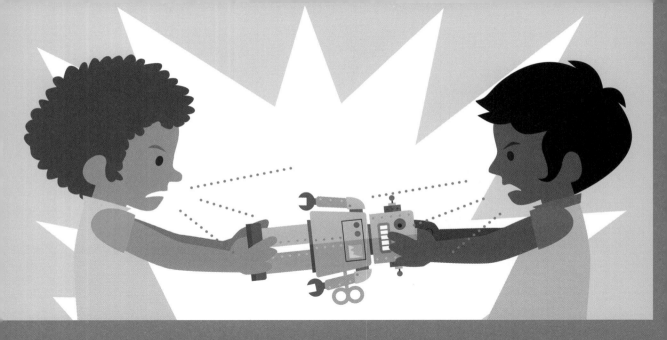

3 晓晓和桐桐都想玩同一个玩具。他们开始抓住这个玩具往自己这边拉，还大喊大叫。天呐，他俩应该怎么做，才能体现出灵活性？

◇ 继续拉玩具，直到其中一个人松手。

◇ 不再一起玩了，都走开了。

◇ 轮流玩，一个人先玩一会儿然后轮到另外一个人玩。

你做得怎么样？让大人看看你的答案对不对。

家长小贴士 ————

　　这个小测试展示了一些需要适应生活中的变化的灵活行为，这些情况可能会让孩子非常苦恼。如果家长提前知道会有变化，在前一天就告诉孩子，让他能够有心理准备。提醒孩子为什么保持灵活性很重要，帮助他列举出一些好处。像第50页的"大嘴鸟汤姆"以及第20页的"五步呼吸法"，都能帮助孩子在遇到压力的时候保持平静。

第一、第二还是第三

完成任务后，
奖励自己一张小贴纸吧

　　生日那天对丹丹来说非常难忘，但是他却不记得发生的事情的顺序了。你可以帮助丹丹想起这些事情发生的顺序吗？帮助他在下面 3 件事情的每一副图片下面写上 1、2、3，表示他做的事情的先后顺序。

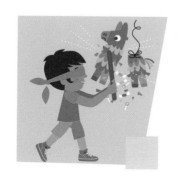
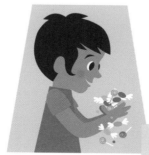
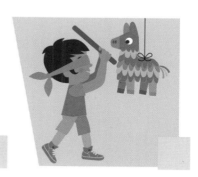

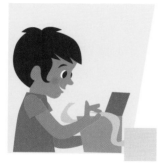
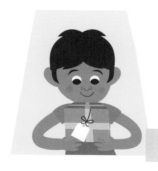
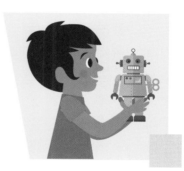

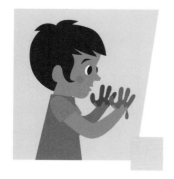
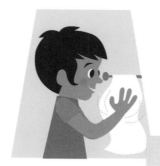
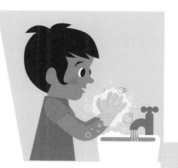

家长小贴士

　　通过学习把要做的事情按照时间顺序排列，可以帮助孩子练习推理技能，加强他理解真实生活事件及其情境的能力。

在游乐场嬉戏

完成任务后，
奖励自己一张小贴纸吧

这个活动呈现了很多与游乐场有关的词语。你可以发现隐藏在汉字迷宫中的 8 个词语吗？这些词语隐藏在上下、左右或对角线的各个方位。如果你发现了，把它们圈出来。

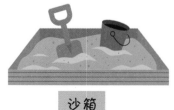

沙箱

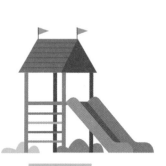

滑滑梯

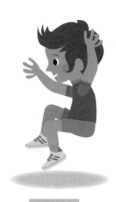

跳跃

天	正	滑	停	火	跑	不	灯	菜
肉	一	板	滑	跷	朋	友	猫	足
桌	龟	沙	雷	梯	针	狗	绳	球
跳	凳	箱	发	跷	跷	板	乌	跑
跃	奶	妈	跳	达	鱼	吊	面	哭
梨	瓜	房	灯	饭	三	环	手	白
风	子	好	我	们	二	男	黑	个

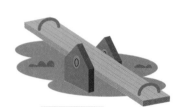

跷跷板

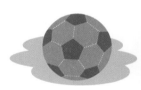

足球

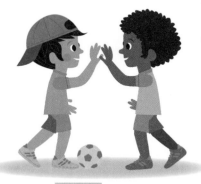

朋友

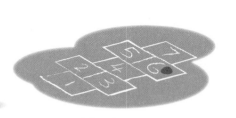

跳房子

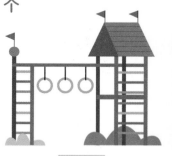

吊环

家长小贴士

这个活动除了可以帮助孩子提升扫视的能力、专注力和关注细节的能力，还可以鼓励孩子积极看待同伴和游戏。你可以跟孩子聊聊，问他在游乐场上最喜欢玩的是什么。

漂亮的蝴蝶

蝴蝶有不同的形态、大小和颜色。每一种蝴蝶都很独特，你也一样。

使用右边这些数字蜡笔来给蝴蝶涂上颜色。

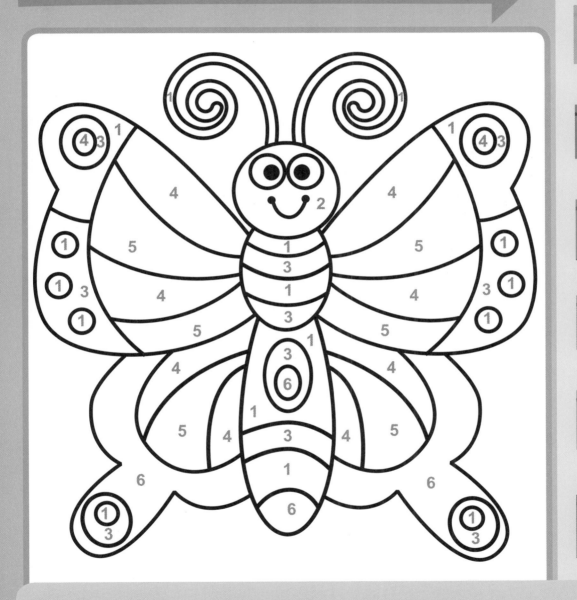

大卫在干嘛

大卫经常难以开口跟他的同学打招呼，即便是别人先跟他打招呼。他不想忽略别人也不想表现得没礼貌。但有时候，他不知道别人是跟自己打个招呼还是想要进一步交谈。有时候他不知道应该说什么、做什么。

看下面这些图片，思考一下大卫应该如何跟同学梅梅打招呼，可以请大人来帮助你，一起讨论你的回答。

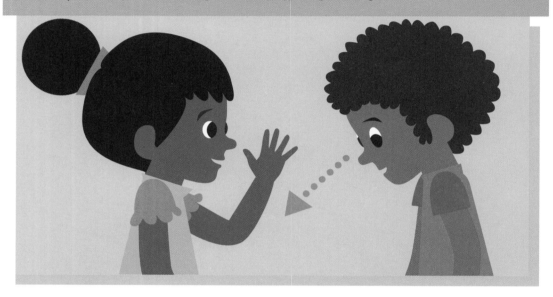

"你好，大卫。"梅梅说。大卫眼睛看着地面。

当大卫看着地面时，你觉得这样是否有助于大卫跟梅梅接下来的交谈？
是 □ 否 □

家长小贴士 ———————————————

看了这个小故事，孩子可以学习如何跟别人打招呼和讲话。鼓励孩子反思这些问题，比如"当有人对你说'你好'的时候，你的眼睛看向别处会有帮助吗？"或者"如果你跟别人说'你好'的时候，他们眼睛看向别处，你是什么感受？"

"你好，大卫。"梅梅说。大卫把头转开了。

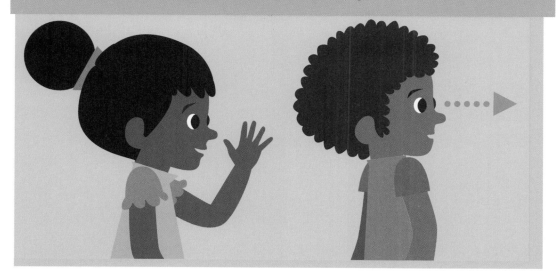

当大卫把头转开时，你觉得这样是否有助于大卫跟梅梅接下来的交谈？

是 □ 否 □

"你好，大卫。"梅梅说。大卫看着梅梅的脸并说：“你好，梅梅。”

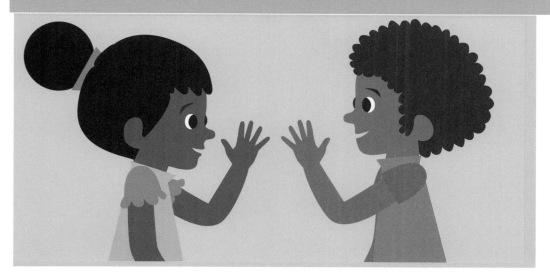

你觉得这幅图怎么样？当有人对你说“你好”的时候，最有用的方法是你看着他的脸。这会让对方知道你在倾听。现在来跟别人试试这个方法吧！

画出你的朋友

杰杰在学校里不太会跟其他孩子交谈。午饭的时候，他就全程自己一个人坐着，或者仅仅跟老师聊几句。杰杰其实很想跟其他孩子玩，但是他感觉自己好像不知道应该怎么做。

你认为杰杰是什么感受？你觉得当杰杰邀请其他孩子一起玩的时候，他们会同意吗？

想象一下如果你是杰杰，你想跟什么样的朋友一起玩。
写下 3 种你想跟朋友一起玩的活动。

1._____

2._____

3._____

家长小贴士

像杰杰这样的孩子可能在发展友谊方面需要更多的支持。这个活动可以帮助孩子预想自己喜欢的朋友类型，并且积极看待友谊的形成。家长可以多鼓励孩子跟你聊聊这个话题，你可以说："跟我讲讲这幅画画的是什么吧！""杰杰的好朋友叫什么？"以及"跟我说说关于杰杰的朋友的事情吧！"

请在下面的轮廓里给你和新朋友涂上颜色，你可以增加一些细节。

变身超人

你希望自己像超人一样拥有神奇的能力吗？你可能希望自己会飞，或者突然穿越到另外一个地方，或者在 1 秒钟内飞跃千万里。

现在数 1、2、3，想象你突然变成了超人。你现在是什么样子？你的装扮是怎样的？你有什么超级能力？你怎么去使用这些超级能力呢？

写下你的超级能力，然后画出自己变成超人的样子，最后涂上颜色，别忘了给超人起个名字。

我的超级能力是

_____

_____

_____

我的超人名字是

_____

_____

_____

家长小贴士

这个活动鼓励孩子发挥想象力，组织自己的想法，然后独立完成一项任务。如果孩子在动笔的时候遇到困难，家长可以提一些建议，或者先动笔画一下。作为活动奖励，家长可以帮助孩子根据他的描述做一个超人面罩。

在这里画下成为超人的自己。

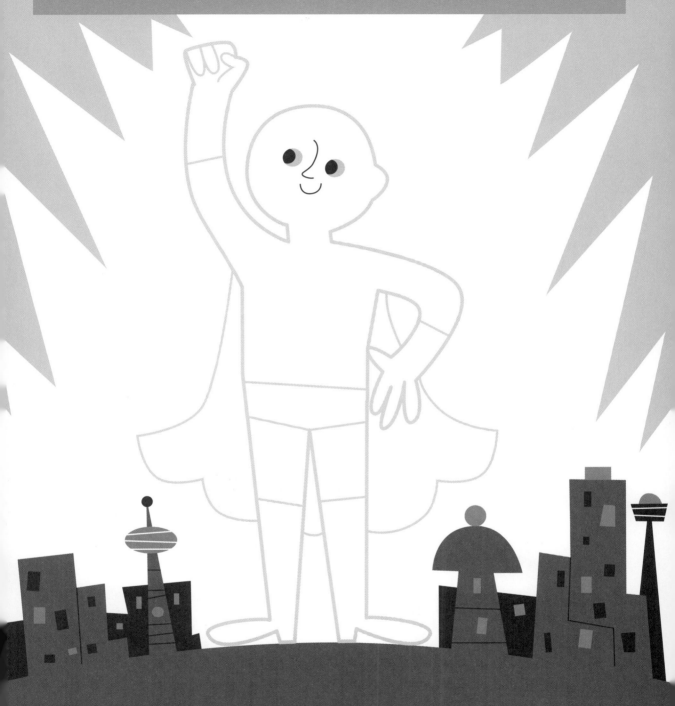

大和小，高和矮

把下面问题的答案用圆圈圈出来。

什么动物更大？

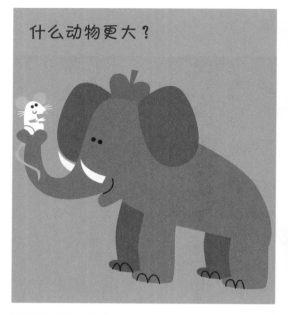

哪个玩具是最小的？

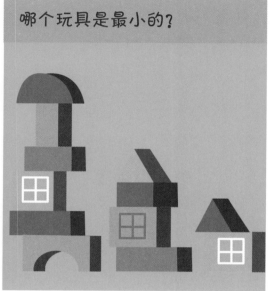

哪一棵树更矮？

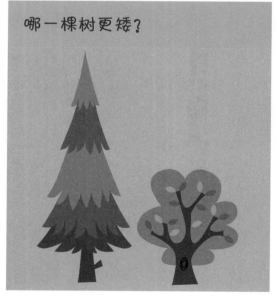

哪个孩子最高？

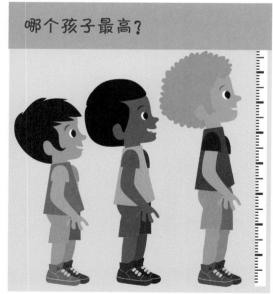

家长小贴士

这个游戏帮助孩子理解描述性词汇，让孩子更好地解释生活中他们想要的或者需要的东西（比如"我想要一大杯水"）。

押韵词

完成任务后，
奖励自己一张小贴纸吧

想想你知道的一些儿歌，比如"一闪一闪亮晶晶，好像天上_____。"
你肯定知道后面跟上的词语是"小星星"。

"亮晶晶"和"小星星"是不同的词语，但是它们听起来是不是很相似？
这些听起来相似的词叫作押韵词。

把下面图片中展示的词语与它的押韵词好朋友用线连起来吧。

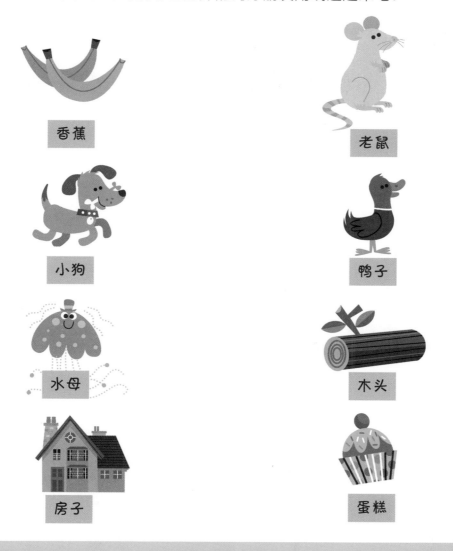

香蕉

老鼠

小狗

鸭子

水母

木头

房子

蛋糕

家长小贴士 ————————————————————

这种练习对于提高孩子的阅读理解和语言技能都很有帮助。家长还可以拓展这个活
动，选一个词然后问孩子："你能想到和这个词押韵的词吗？"

五官五感

完成任务后，
奖励自己一张小贴纸吧

我们有五种感官感觉，它们帮助我们探索周围的世界。请把每一排中不属于前面能感觉到的东西划掉。

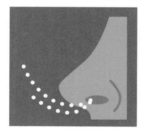
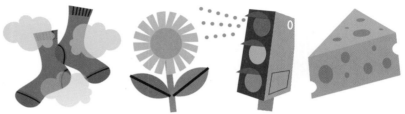

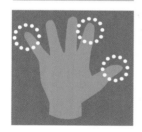
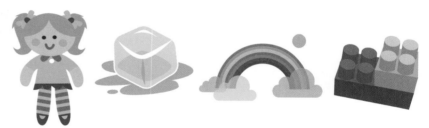

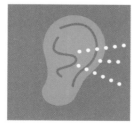
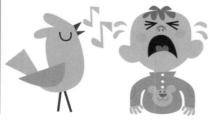
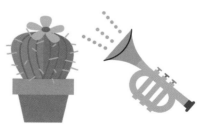

我可以品尝

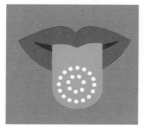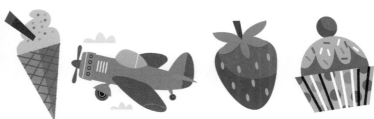

我可以看

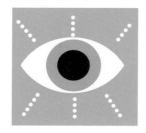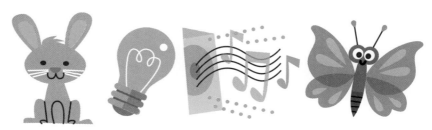

家长小贴士

　　这个活动可以帮助孩子理解并描述自己的感觉。对于有感觉问题的孩子，这个活动可以帮助他们更好地辨别和表达日常环境中自己难以忍受的东西。

猜猜这是什么声音

完成任务后，
奖励自己一张小贴纸吧

奶牛会发出哞哞的叫声，铃铛会发出叮叮当当的声音。但是你知道其他东西的声音吗？

让我们来玩一个好玩的游戏，猜猜这些搞笑的声音是哪里发出来的，看看你是否能最终闯关。

你需要

- 大人参与，并随时可以提供帮助
- 1 支铅笔
- 10 张小纸片
- 剪刀（剪胶带，可选项）
- 胶带
- 手机、音乐播放器，或者其他可以播放音乐的设备
- 10 种不同的声音（比如一些动物的声音、车辆的声音，以及熟悉的电器的声音）

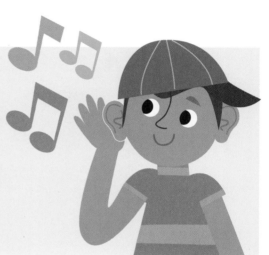

如何设置游戏

1. 用铅笔在每一张小纸片上写上数字（从 1 到 10）。

2. 找一个大一点的房间来玩这个游戏。

3. 现在想象这个房间实际上是一个大型的桌游现场，创造一个路线，把每一张纸片沿线贴在房间的不同地方，注意按照 1 ~ 10 的顺序来贴。

现在我们开始

1. 站在数字 1 旁边，让大人帮助你播放第一个声音。

2. 试着猜一猜这个声音，当你猜对时，你可以沿着线路移动到数字 2。

3. 让大人继续播放下一个声音，然后再猜。按照同样的方法继续玩直到你走完这条路线，完成 10 次猜声音游戏。

家长小贴士

为了让孩子更喜欢玩这个游戏，家长可以在结束的时候颁发一个奖品给他，比如一个孩子很喜欢的玩具或者小点心。如果是几个孩子一起玩，那么这个游戏会更有趣，也可以促进孩子们的社交互动。

寻宝游戏

完成任务后，
奖励自己一张小贴纸吧

　　我们要开始玩寻宝游戏啦！让大人带你去小花园或者公园找找看你能发现什么。如果你找到下面任何一个东西，在方框里打一个勾。不要担心你不能找全，我保证你肯定会发现很多有趣的东西。

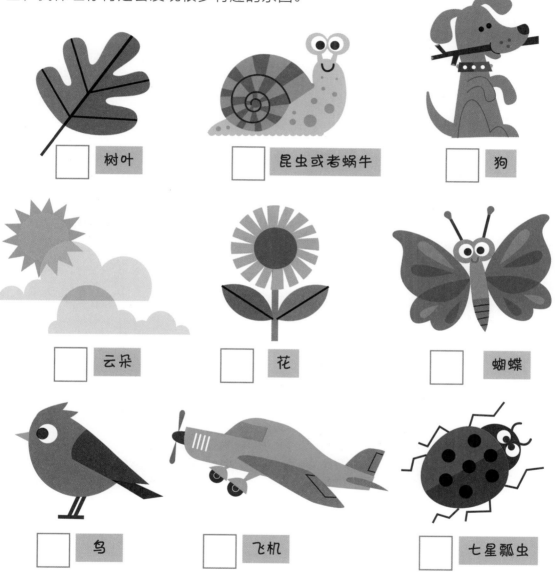

☐ 树叶　　　　☐ 昆虫或者蜗牛　　　　☐ 狗

☐ 云朵　　　　☐ 花　　　　☐ 蝴蝶

☐ 鸟　　　　☐ 飞机　　　　☐ 七星瓢虫

家长小贴士

　　寻宝游戏能让孩子动起来，在一段时间内专注完成一项任务。这个游戏既充满乐趣，又能让孩子在找到这些东西之后体验成就感。

去找好吃的

完成任务后，
奖励自己一张小贴纸吧

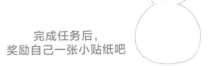

多吃新鲜水果和蔬菜可以让你更健康。你喜欢吃什么？你喜欢像苹果一样的脆脆的食物吗？还是像香蕉一样的软软的食物？

你能判断下面哪些是水果，哪些是蔬菜吗？用圆圈圈出每一种水果，用方框框出每一种蔬菜。

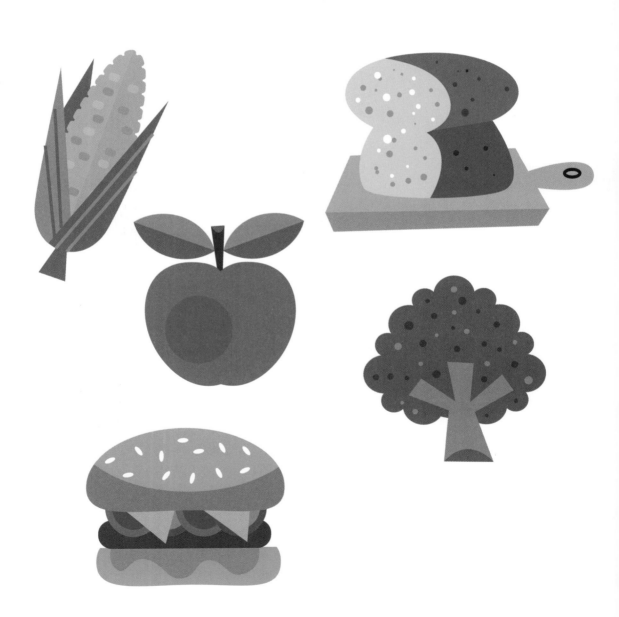

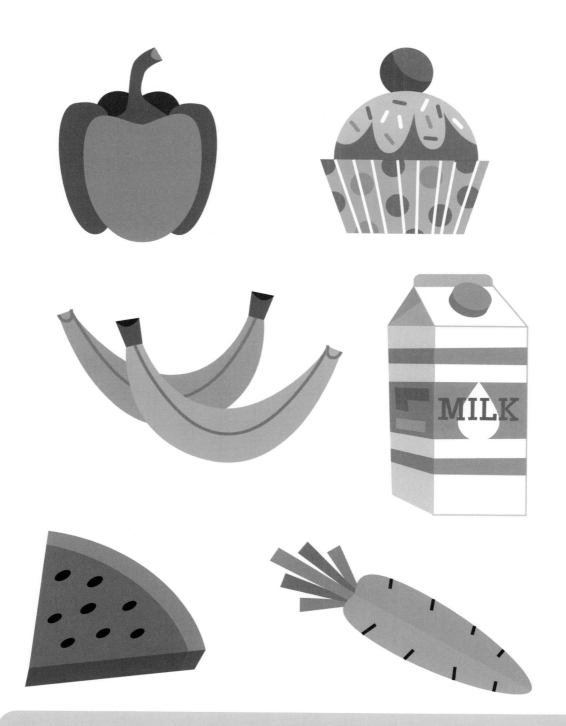

家长小贴士

　　这个游戏有助于发展孩子的扫视和辨别视觉信息的能力，也让家长有机会来问孩子一些问题，了解他对不同食物的味道和质地有哪些敏感的地方，或者只是鼓励孩子进行健康饮食。

追风筝

完成任务后，
奖励自己一张小贴纸吧

有几个孩子在玩风筝的时候把线缠在一起了。你可以帮助他们分清各自的风筝吗？使用不同颜色的蜡笔来描每一条线。

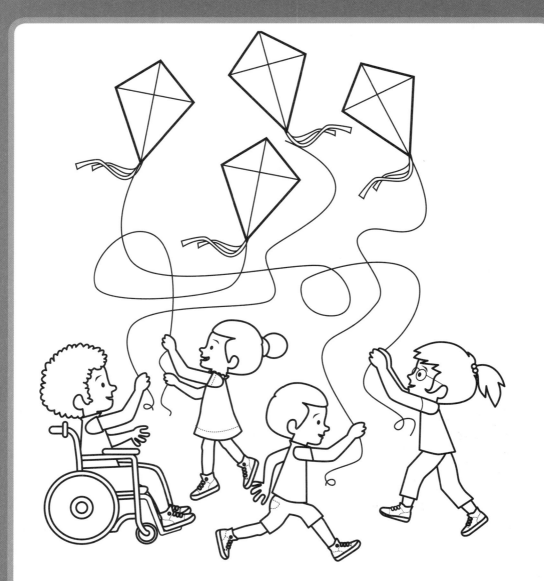

你是怎么做的？如果你为每个孩子找到风筝了，可以给图片上色。

家长小贴士

描线和涂颜色有助于锻炼孩子手指头精细动作的协调性。这个活动也能通过找出哪个风筝是属于哪个孩子的，促进他们的推理和解决问题的能力。

小狗连线

按照字母 A 到 Z 的顺序把下面的字母连接起来，看看这只小狗长什么样。
然后用蜡笔涂上颜色。

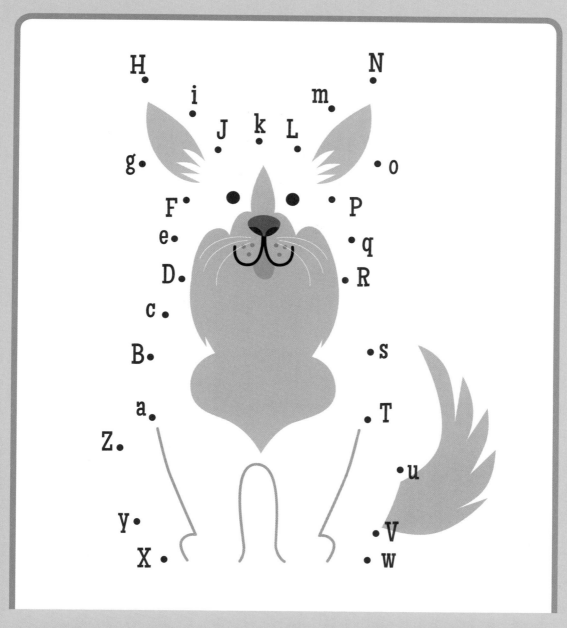

家长小贴士

这个活动可以让孩子练习背诵英文字母表，同时也能让他们区分字母的大小写。请家长帮助他们练习扫视和精细动作技能，确保将字母按照正确顺序连接起来。

想法、感受和行动

完成任务后，
奖励自己一张小贴纸吧

　　每个人都会遇到问题，或大或小。为了解决问题，很重要的一点是了解你自己的想法、感受和行动是如何关联的。首先来看看它们分别是什么。

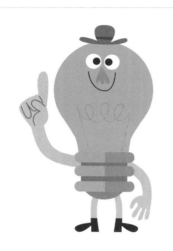

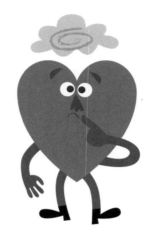

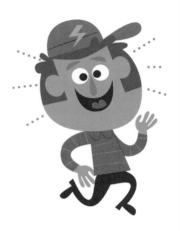

想法

想法是你在心里告诉自己关于周围发生的事情，对于相同的情境，你可能有很多想法。

感受

感受是像诸如开心、伤心或者迷茫这样的情绪。感受来了又走。它们不是事实，所以如果你对某个事情有很强烈的感受，记住它会过去，你会感觉好一些。

行为

行为是你把自己的想法和感受落实到行动上，即你做了什么。你的想法和感受对你如何行动影响巨大。

> 现在想象一下

　　你被邀请去参加一个生日派对，参加派对的其他孩子你都不认识。你可能会有这样的一个**想法**：我不喜欢跟不认识的孩子说话，也没有人喜欢我。这个想法会让你感到伤心，因为这些想法和感受，你表现出的**行动**可能就是拒绝参加这个派对。

如果你现在抱有一个更加乐观积极的想法，你可能会参加那个派对，并且玩得很开心。

试试这个

在下面的框里写下你关于生日派对的积极想法（如果你愿意，你也可以写出其他的情景），然后写下这个积极的想法所导致的积极感受。最后写下你可能会采取的积极行动。

看到它们都是怎么联系的吗？下次遇到问题的时候，继续在白纸上尝试练习这个过程。

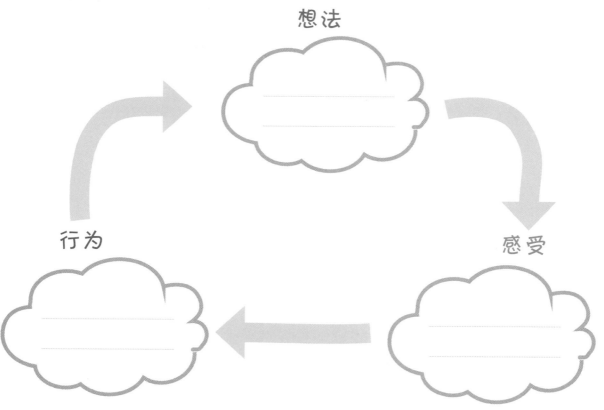

想法

行为

感受

家长小贴士

这个活动鼓励孩子关注自己的想法、感受和行为是如何联结的。这可以帮助孩子在面对突发的或者棘手的事情时学会如何管理自己的情绪，进而发展出有效的处理策略。

形状配对

形状存在于我们生活中各个地方，你知道下面左列的这些形状吗？请把它
们和右列相匹配的物品连线。

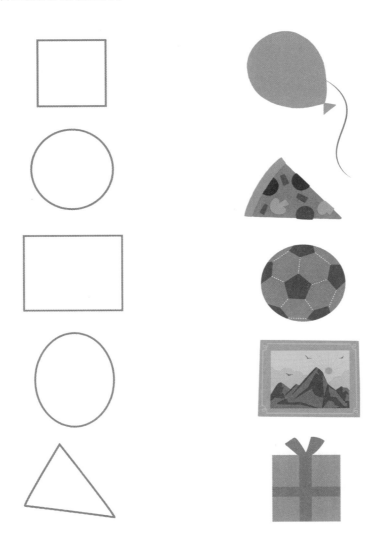

家长小贴士

这个活动可以帮助孩子辨认并组织视觉信息，教他使用重要的词语来描述周围
的事物。家长还可以请孩子来数一数每个形状都有多少条边和角，告诉孩子这些形
状的名称。如果孩子遇到困难，家长可以示范一个例子，你可以这样开头："看看
这个房间，你看到了哪些形状？"家长也可以指出自己看到的东西，帮助孩子理解
这个活动的规则。

有多少

现在我们来玩数数的游戏，数一数下面每个方框里的物品有多少，然后圈出对应的数字。

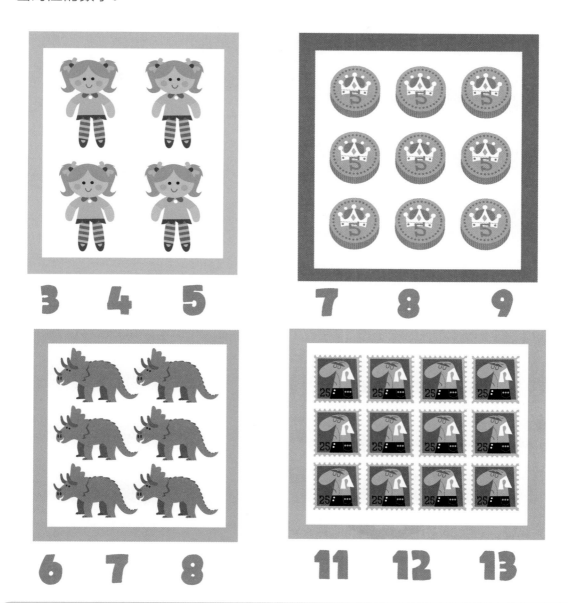

家长小贴士

这个活动可以帮助孩子学习基本的数数和认识数字的技能。如果孩子遇到困难，家长可以指着每个物品，然后大声数，请孩子跟着你数。

黏土游戏

完成任务后，
奖励自己一张小贴纸吧

当你开心的时候，你可能会笑得像太阳一样灿烂。当你伤心的时候，你可能会像女王丢了王冠一样紧皱眉头。当你拿到一个新玩具时，你可能会开心地跳起来。现在一起用黏土来做个人脸，跟大家展示一下你今天的感受吧。

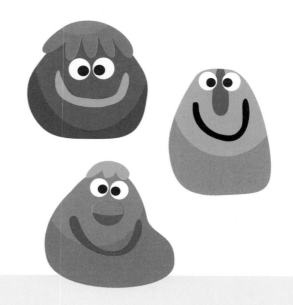

你需要

- 大人的帮助
- 黏土或者橡皮泥

怎么做

1 先想想你此时此刻的感受，也可以是之前你体验过的一种感受。

2 用黏土做出表达这种感受的人脸，想一想嘴巴会是什么形状、眼睛会是什么样子。

3 现在把做好的黏土人脸给大人或者朋友展示一下，请他们来猜一猜这是什么感受。

4 你能向他们描述这个黏土人脸表达的感受吗？可以告诉他们为什么你会有这样的感受吗？

家长小贴士

在做黏土人脸的时候，孩子可以学习如何用非言语沟通方式表达他的感受。如果孩子需要帮助，家长可以一起加入这个活动，做一个能够反映你自己的感受的人脸，并解释你为什么会有这样的感受。

猴子迷宫

完成任务后，
奖励自己一张小贴纸吧

你可以帮助猴子曼曼找到他的香蕉吗？

从数字 1 开始到数字 14，依次画线连接这些数字。

		38	22	23	80	65
		79	57	4	5	6
		57	2	11	12	7
1	32	33	34	9	10	13	8
2	3	4	7	8	46	14	9
88	72	5	6	12		
43	15	30	64	65		
19	28	29	63	16		

家长小贴士

　　这个活动可以鼓励孩子专注于一个任务，并且练习解决问题的能力。当孩子表现出一些负面情绪或者重复性行为的时候，可以做类似这样的迷宫活动转移他的注意力。这可以培养孩子容忍和坚持的能力，因为他可能需要花费几次尝试才能找到正确的路线。

大嘴鸟汤姆

完成任务后，
奖励自己一张小贴纸吧

大嘴鸟汤姆喜欢在天空中飞翔，但是它需要你的帮助才能持续飞翔。把你的手指放在数字1上，然后跟随箭头，慢慢地沿着线画直到终点。

当汤姆向上飞的时候，你的手指也向上移动，深吸一口气，让气息穿过你的鼻腔。当汤姆向下飞的时候，你也向下移动你的手指，用你的嘴巴把气呼出去。

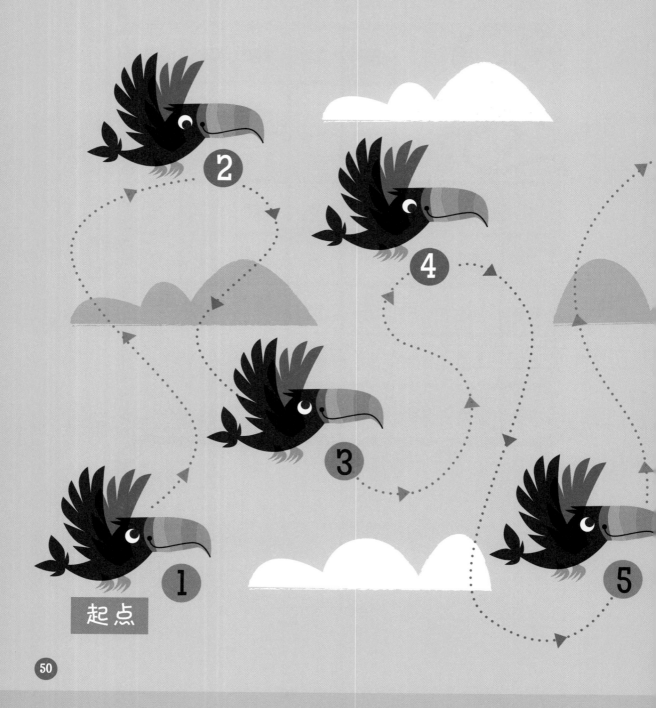

起点

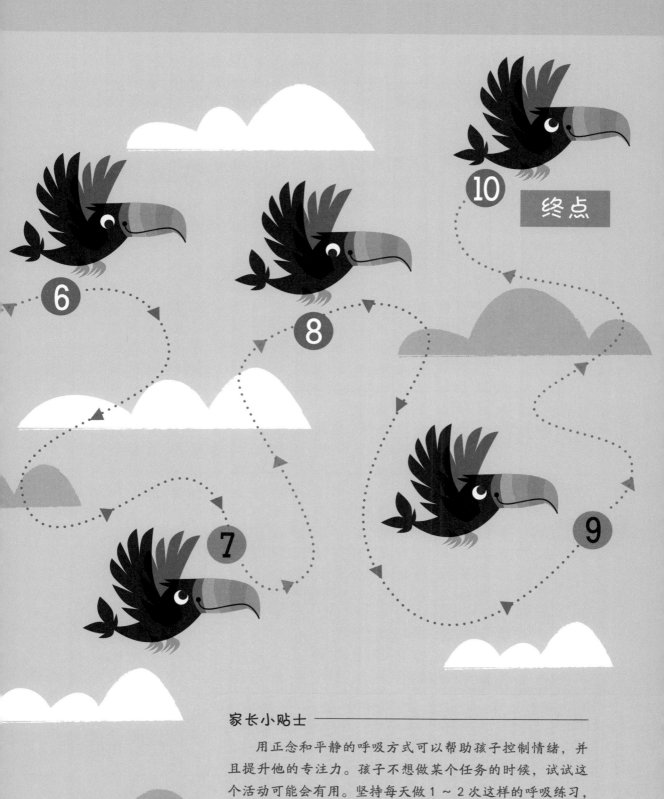

终点

家长小贴士

　　用正念和平静的呼吸方式可以帮助孩子控制情绪，并且提升他的专注力。孩子不想做某个任务的时候，试试这个活动可能会有用。坚持每天做 1～2 次这样的呼吸练习，每次 1～2 分钟，孩子控制情绪的能力可能会有大的改善。

问题游戏

有时候，跟别人聊天找话题并不容易。每个人都可能会有这样的时刻，所以不要觉得尴尬。但是坚持练习，你会有进步。让我们来玩问题游戏以帮助你练习这项技能。

你需要

- 大人的帮助
- 12 张空白卡片
- 3 个不同颜色的马克杯
- 1 个 6 面骰子
- 一些你想要聊的话题

怎么做准备

1 提前想出 3 个你最感兴趣的话题——可以是恐龙、火车、星球，或者是其他任何你喜欢的！

2 把卡片平均分成 3 摞，每个话题分配一摞卡片。

3 在第一摞卡片的正面，写下第一个话题（如恐龙）。其他两摞的卡片正面分别写下另外两个话题。

4 针对第一个话题，想 5 个问题。在第一摞卡片的每张反面写下一个问题（正面是关于这个问题的话题，如恐龙）。

下面是一些点子：

→ "如果可以创造一个新的恐龙，你想做成什么样？"

→ "你想如何和一个友好的恐龙度过一天？"

→ "说 3 点跟你最喜欢的恐龙有关的事情。"

5 最后，决定骰子上数字对应的话题。比如，数字 1 或者 2 对应恐龙话题、数字 3 或者 4 对应火车话题、数字 5 或者 6 对应星球话题。

1 找一个可以跟你一起玩的人，可以是大人、朋友或者兄弟姐妹。

2 把卡片放在你和玩伴之间。

3 第一个玩的人掷骰子。

4 根据骰子显示的数字，选择对应的卡片，然后用卡片背面上的问题问对方。

5 等对方回答完问题之后，就轮到他来掷骰子选卡片问问题了。

6 依次轮流，直到把所有卡片上的问题都问完。

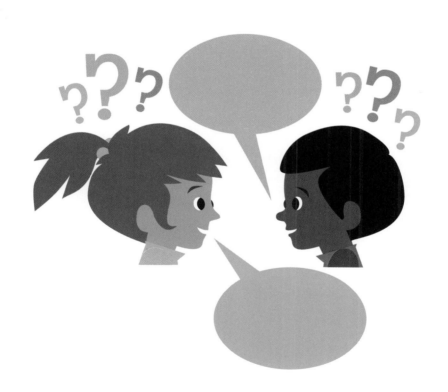

家长小贴士

　　这是一个很有趣的学习发起和回应不同话题的方式，也教孩子在对话中学会轮流和等待。这里的关键技巧是想一些开放性的问题，因为这样的问题要比回答是或否的问题更需要仔细构思再回答。（"如果"和"怎么样"这样的问题很适合）

彩虹手鼓

完成任务后，
奖励自己一张小贴纸吧

你是不是喜欢彩虹，也喜欢铃铛叮铃铃的声音？让我们把它们结合在一起做一个彩虹手鼓吧。

你需要

- 大人的帮忙
- 1 个纸盘
- 蜡笔或者水彩笔
- 胶水
- 打洞器
- 6 条彩带，每条约 10 厘米长
- 6 个小铃铛，或者其他能发出声音的物品。（只要有小洞，彩带可以穿进去，比如扣子也可以。）

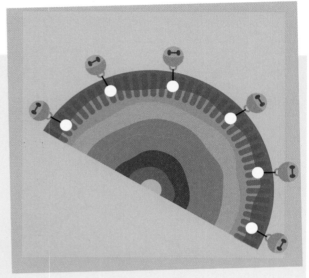

如何玩

1. 把纸盘的底部朝上（底部应该是白色）。

2. 用不同的颜色把纸盘底部涂成同心圆（如果你把纸盘从中线折叠，就会展现出彩虹的形状）。如果你用的是水彩笔，请等颜料干了再进行下一步。

3. 把纸盘折叠成两个半圆，然后把边上用胶水粘起来，也可以用订书机钉在一起。

4. 用打洞器在纸盘外周一圈打上洞。

5. 用彩带穿过铃铛和纸盘上的洞，然后打结把它们固定在一起，确保铃铛牢牢地绑在纸盘上。

6. 现在手鼓做好了，你可以玩啦。

家长小贴士 ——————

　　这个手工活动可以教孩子专注于做一件事情，学习如何跟随步骤和教学以及如何通过小步骤完成大的任务。最后的奖励是一个色彩斑斓的音乐手鼓，这对声音敏感的孩子来说，不失为一个探索声音的好方式。从安全的角度来看，不要让年龄小的孩子独自一人玩这些小的物件，活动结束后请把手鼓收好。

星星涂色

完成任务后，
奖励自己一张小贴纸吧

晚上天空中会有很多星星，有的很大，有的很小。但是每个星星都是独特的。参照右边的数字蜡笔来给下面的星星涂上颜色吧。

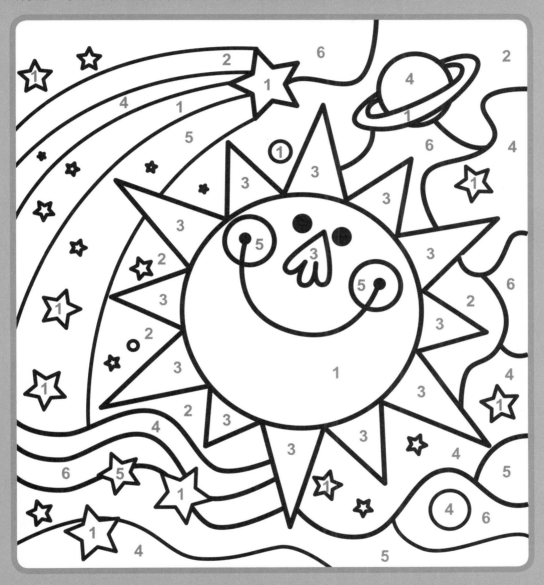

家长小贴士

涂颜色活动可以帮助孩子疏解压力和放松，也可以帮助他重新整理心情，参与后面的重要任务。家长可以引导孩子用每个数字对应的颜色的蜡笔进行涂色。

形状大杂烩

哇！这些形状都混在一起变成大杂烩了。你可以帮助它们归位吗？把同样的形状涂成相同的颜色：所有的圆形都涂成红色，所有的三角形都涂成蓝色，所有的正方形都涂成绿色。

等你涂完之后，可以数一数每一种形状有多少个，然后把数字写到下面。

1. 你发现了几个圆形？ _____

2. 你发现了几个三角形？ _____

3. 你发现了几个正方形？ _____

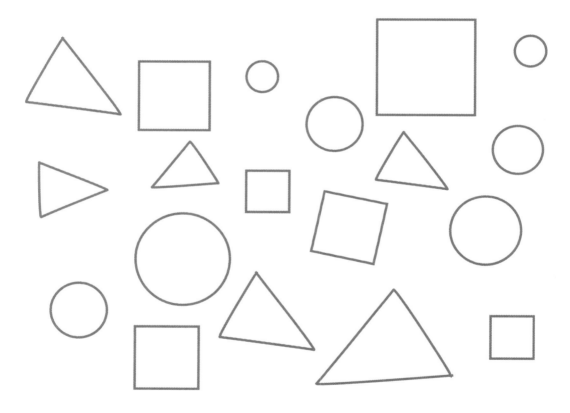

家长小贴士 ————————————

　　扫视和将形状归类需要一定的问题解决能力，如果孩子在学习视觉模式上存在困难，这个活动能帮助他改善。另外，这个活动也可以加强孩子对形状的认知。

神奇的镇静亮片瓶

完成任务后，
奖励自己一张小贴纸吧

当你感到生气的时候，这个神奇的瓶子肯定能帮你感觉开心一些。把这个瓶子倒过来，跟皱眉头说拜拜吧。

你需要

- 大人的帮助
- 一个透明的带盖子的塑料瓶子
- 马克笔或者颜料
- 亮片
- 透明的胶水
- 食用颜料

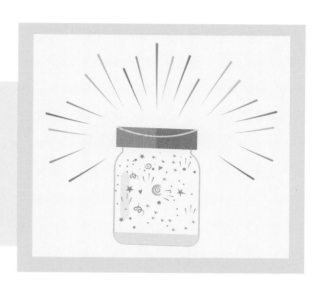

如何设置游戏

1. 用马克笔或者颜料在瓶身上画出装饰（但是确保依然能看到瓶子里装的东西）。

2. 在瓶子中装入四分之三的水。

3. 再倒入亮片和胶水把瓶子装满。

4. 滴一滴食用颜料在瓶子里，如果你希望颜色更深，可以多加几滴。

5. 盖上盖子，然后用力摇晃一下！

6. 现在静置这个瓶子，放轻松的同时盯着瓶子里的亮片。

7. 等亮片都沉到瓶子底部，把瓶子倒置，继续看亮片下沉。

家长小贴士 ————————————————————

当孩子在学习中需要休息的时候，玩这个游戏可能会起到舒缓压力的作用。在看亮片下沉的时候，鼓励孩子深呼吸。把这个瓶子放在随手可得的地方，当你看到孩子有要崩溃的迹象时，把瓶子拿给他。

小兔跳跳跳

完成任务后，
奖励自己一张小贴纸吧

你有没有玩过站在枕套里假装是小兔子跳跳跳的游戏？这真是太好玩啦，别人跟你一起玩也会很有意思。

先问问大人是否可以拿枕套来玩小兔跳跳跳比赛。然后邀请大人或者兄弟姐妹、朋友来加入你的游戏。在保证安全的情况下，还可以到户外去跳，呼吸一些新鲜空气，当然你也可以待在屋子里，同样也很好玩。

游戏开始之前，先不用枕套，先学一学小兔子是如何跳的，适应这种感觉。然后你和同伴决定哪里是跳的起点和终点。

现在你们可以站到枕套里了，然后一起说："预备，开始！"你觉得谁能赢呢？我觉得你可能会是最快的兔子，先冲到终点成为冠军。

请记住，到最后无论谁赢了，这都不重要。重要的是你坚持到终点并且跟家人和朋友玩得很开心。

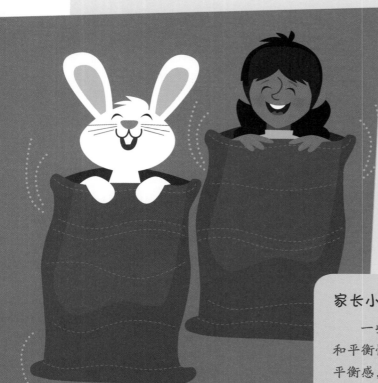

家长小贴士

一些孤独症儿童可能会缺乏运动的协调性和平衡性。这种连续跳高的活动可以锻炼他的平衡感，又能让他跟其他人一起进行有趣的社交活动。

舞会

　　如果听到喜欢的音乐或者歌曲，你是不是想要跟着节奏翩翩起舞动起来呢？这个活动可以帮助你释放多余的能量，这样你后面就可以坐下来安静地做一些事情了，比如玩拼图。

　　请大人播放你喜欢的音乐，然后大家一起来跳舞吧。

　　你和大人可以轮流决定舞步动作，或者就只是随意地搞怪扭动。你会玩得很开心。

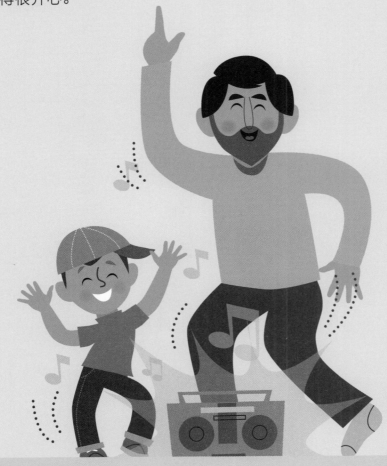

家长小贴士

　　如果孩子表现出焦虑和压力的信号，不能投入到下一个需要专心致志的活动中，花5分钟来跳跳舞会有助于转移注意力、甩掉压力、清空心思。如果孩子对声音敏感，可以播放一些低音量的轻音乐。

感官玩具箱

有些东西摸上去感觉很好，有的感觉怪怪的。一起来玩一个摸摸箱的游戏，找到你喜欢的玩具吧。

你需要

- 大人的帮助
- 3个不带盖子的塑料箱子
- 干的大米或者豆子
- 海洋宝宝水珠子或者太空沙
- 剃胡须泡沫或者泡泡袋
- 3个玩具小人或者其他好玩的小玩具，可以隐藏在箱子中
- 厨房用纸（活动中擦拭用）

怎么做

1 让大人帮忙把第一个箱子里放上干的大米或者豆子，第二个放上海洋宝宝水珠子或者太空沙，第三个箱子里放剃胡须泡沫或者泡泡袋。

2 让大人在每个箱子里藏一个小玩具。

3 现在把手放到每个箱子里去摸一摸，找到玩具。

4 告诉大人当你把手放到每个箱子里的时候感觉如何。

家长小贴士

这个游戏可以帮助孩子适应不同的触觉感官体验。如果孩子接受不了，你可以示范如何适应不同的感知觉，同时也了解孩子特别敏感的东西是什么。当孩子尝试触摸不同的箱子的时候，跟他聊一聊，鼓励和表扬他的尝试。

去野营吧

完成任务后，
奖励自己一张小贴纸吧

　　让我们一起去野营吧！你可以找到隐藏在汉字迷宫里的 9 个跟野营相关的词语吗？你可以以左右、上下或者对角线的方向寻找。圈出每个你找到的词语。

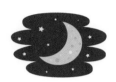

月亮

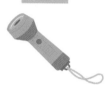

手电筒

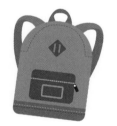

背包

书	本	老	根	蛙	在	上	下	无	左
横	木	们	松	鼠	双	手	动	河	对
出	口	饭	树	山	帐	哭	电	前	单
好	玩	篝	火	到	时	篷	孩	筒	另
背	包	沉	月	站	猫	间	子	外	画
起	重	中	亮	星	头	走	跑	来	新
打	雪	色	这	妹	鹰	美	小	瓜	米

松鼠

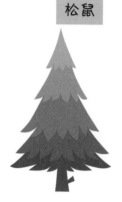

松树

猫头鹰

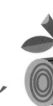

帐篷

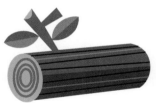

横木

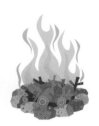

篝火

家长小贴士 ——————————————————————————

　　如果孩子在阅读上有困难，找词语可能会是一个好玩的练习方式。有目的地引导孩子找到比较难的词语，当他找到的时候，给予表扬。

礼物盒子

你知道吗？"*此时此刻*"就是一个*礼物*。什么意思呢？当你停下来开始关注此时此刻，这会不会让你感觉好一点——就像一个礼物给你带来的感觉！

你可以在伤心或者生气的时候平静下来，你也可以聚焦在那些重要的事情上。

你想试试吗？让我们一起做一个特殊的礼物盒子，让它帮助你在感觉糟糕的时候好受一点。

你需要

- 大人的帮助
- 1个带盖子的小盒子，比如鞋盒或者塑料盒子
- 马克笔
- 贴纸
- 你喜欢的或者让自己感受好一点的玩具或者其他物品
- 一条可以系紧盒子的彩带

如何设置游戏

1 在小盒子外面用马克笔写上：此时此刻就是一个礼物。

2 用马克笔和贴纸装饰盒子。

3 把一些让你感觉好受一点的小玩具放进盒子里。

4 盖上盖子，用彩带绕盒子一圈，系成蝴蝶结。

5 把这个盒子放到你的房间或者一个能让你平静或者思考的角落。

6 下次你感到难过的时候，去那里拿起盒子提醒自己此时此刻是一个礼物，打开盒子，玩一下里面让你感觉好受一点的玩具。

7 结束之后，盖上盒子的盖子然后把彩带系好，回到你需要完成的事情上。

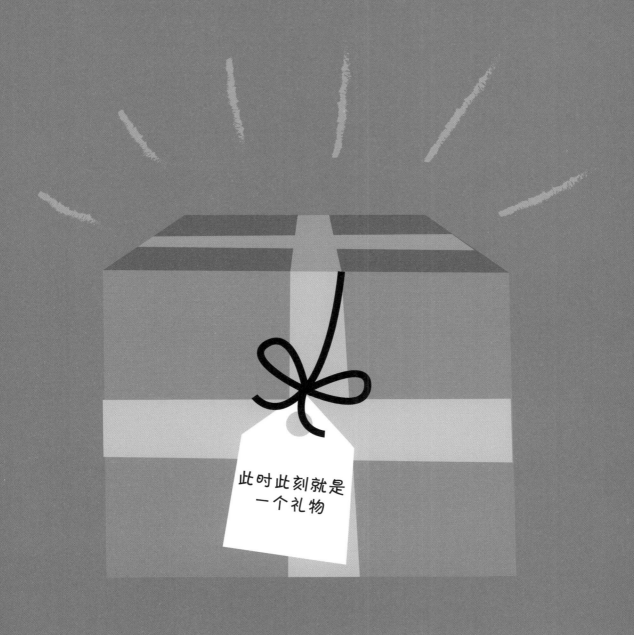

此时此刻就是
一个礼物

家长小贴士

　　盒子以及里面的小玩具可以成为一个视觉辅助，帮助孩子暂时切断大脑对烦恼、生气和不愿意做任务的强烈情绪的聚焦，激活大脑中的思考部位，帮助孩子更加有效地管理好自己的情绪和行为。这个活动可以经常拿出来练习一下。这个活动一旦做得足够多，就可以帮助孩子快速感受到当下的平静。

丝丝的下雪天

完成任务后，
奖励自己一张小贴纸吧

丝丝早上很兴奋地准备去上学，因为今天全班要去参观动物园！

但当丝丝醒来的时候，外面下雪了。妈妈说动物园关门了，参观取消了。丝丝听了之后非常生气，开始哭起来，一边哭一边跺脚。妈妈安慰她也没有用，因为这个变化让她太沮丧了。

丝丝除了大喊大叫、跺脚，还可以做些什么呢？或许她可以在房间里玩游戏，或者在外面堆一个雪人。请翻至接下来的两页，写下或者画下丝丝可以在下雪天里做的事情吧。

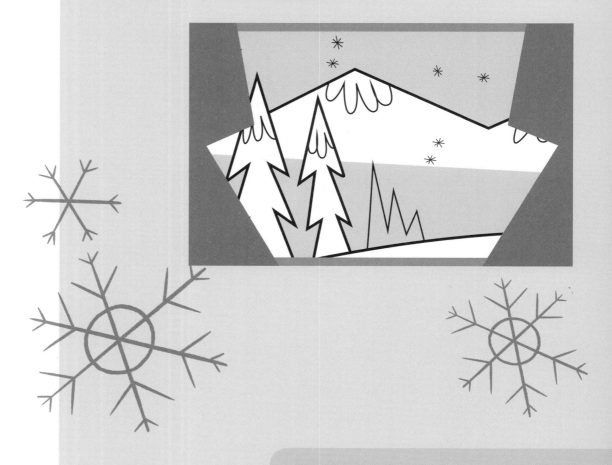

家长小贴士 ———————

计划突然变化会让孩子倍感压力，这个活动可以告诉孩子他如何管理自己的情绪，并且适应临时发生的事件。

64

说出 3 件丝丝可以在房间里做的事情：

1. _____

2. _____

3. _____

在图片里画出这些活动，并涂上颜色。

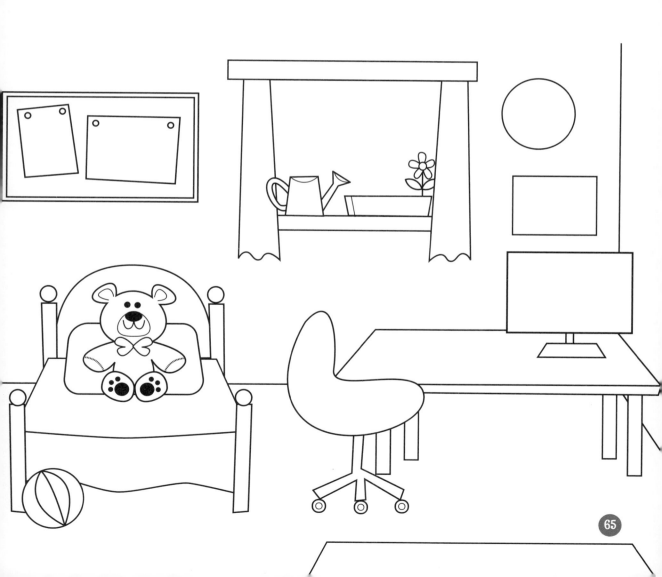

说出 3 件丝丝可以在雪地里做的事情：

1. _____

2. _____

3. _____

在图片里画出这些活动，并涂上颜色。

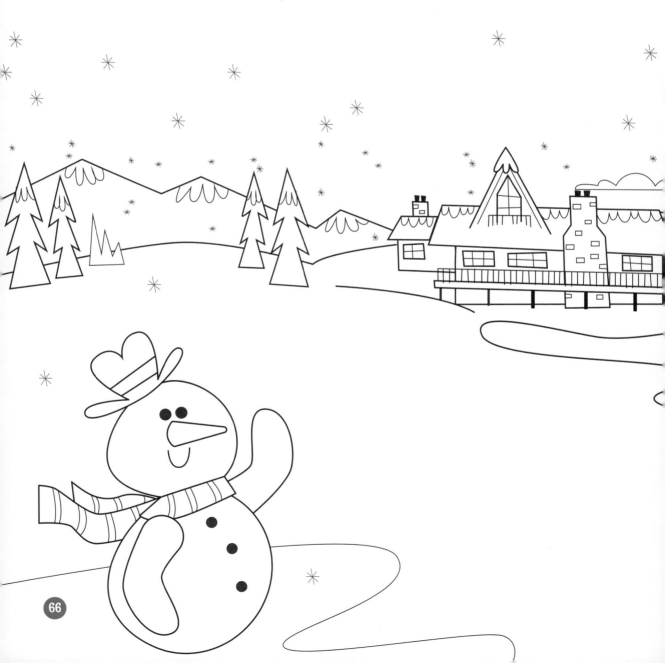

敲鼓真欢乐

完成任务后，
奖励自己一张小贴纸吧

你有最喜欢的歌曲吗？你跟着唱过吗？

让大人帮忙做一个鼓，然后一起玩吧。

你可以像老鼠那样安静，也可以制造很大的声音！

你可以让节奏快点或者慢点，可以大声或者小声，别管太多，尽管开始这场秀！

你需要

- 大人的帮助
- 剪刀
- 气球
- 空的罐子如咖啡罐，或者小的圆形塑料容器如外卖餐盒（如果使用易拉罐，小心不要有锋利的边缘）
- 一个橡皮圈或者强力胶带
- 筷子，也可以用塑料勺子或木头勺子

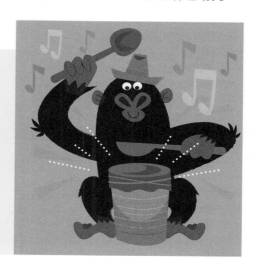

怎么做

1 请大人帮忙把气球吹嘴的部分剪掉，然后把剩下的部分拉伸罩在容器上。

2 用橡皮圈或者强力胶带把气球罩在容器上的边缘牢牢粘在容器上，做成一个鼓。

3 现在你可以用筷子或者勺子来敲鼓啦，听听声音是什么样的。

4 和大人一起轮流敲鼓，看看你是否能够模仿他敲出来的声音。

家长小贴士

调节自己的音量和体力对孤独症儿童来说并不容易。他们可能不会意识到周围的人或者自己有多大声。这个活动能让孩子探索声音，学会轮流并且积极倾听。家长可以有节奏地敲鼓，然后请孩子跟随同样的节奏来敲；或者仅仅就是唱着歌然后让他跟着敲鼓。使用这些提示词，如"快""慢""轻柔"和"洪亮"。如果你们找不到上面建议的所有的材料，可以就只用一个带盖子的容器来替代鼓。

收玩具大赛

完成任务后，
奖励自己一张小贴纸吧

　　我猜你可能不知道在该收玩具的时候如何把玩具收好吧？这个游戏可以把收玩具变成一个激动人心的使命。

你需要

- 大人的帮助
- 乱七八糟的房间
- 4~6 个空白索引卡片
- 1 支笔
- 闹钟

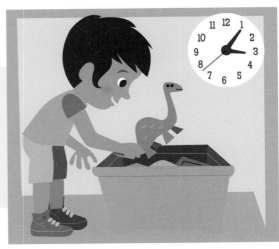

怎么做

1 在每张卡片上写下不同的需要清理的物品。例如，在一张卡片上写下"积木"，另一张写上"衬衫"，诸如此类。

2 如果你喜欢，还可以在每张卡片上画上图。

3 把卡片交给大人，让他帮你洗牌。

4 抽出一张卡片。

5 让大人帮你设置一个 30 秒的闹钟，如果你觉得 30 秒不够，闹钟设置的时间可以长一点。

6 现在你要跟闹钟比赛了，在闹钟响之前，把卡片上写的东西放到它们该去的地方！比如，把积木放到箱子里，把衣服放进洗衣篮里，等等。

7 如果你没有按时间完成这个任务，移到下一张卡片。等你完成其他卡片上的任务之后再回来完成这张卡片上的任务。

家长小贴士

　　完成日常生活中的活动，比如叠好衣服、把书包挂好、收拾玩具等，对孤独症儿童可能具有挑战性。这个练习帮助孩子学会整理物品，执行任务，建立生活习惯。如果不用闹钟，家长也可以播放一首音乐，当音乐停止的时候，让孩子也停下来。

看图找字词

完成任务后，
奖励自己一张小贴纸吧

你知道这些东西的名称吗？请把每一行匹配图片的字词圈出来。

	太阳	狗	床
	男孩	好玩	狐狸
	松树	手	星星
	蝙蝠	虫子	帽子
	娃娃	鸭子	球

家长小贴士

　　这个活动可以帮助孩子学习阅读，对那些在辨认字词方面有困难的孩子也有帮助。这些视觉提示可以帮助孩子说出字词的发音。

树叶拓印

完成任务后，
奖励自己一张小贴纸吧

公园里的树叶多种多样，有的光滑，有的粗糙，有的捏起来是脆脆的。捡一些树叶来做些艺术品吧。找出你的颜料，让我们开始吧！

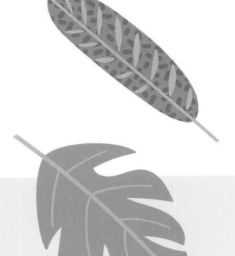

你需要

- 大人的帮助
- 各种各样颜色、形状和质地的树叶
- 可洗颜料
- 1 个小的浅盘
- 1 个美术刷子
- 1 张大白纸
- 1 个平整的硬台面，可以在上面铺上可洗泡沫爬爬垫、旧报纸、废旧的床单等
- 剪刀和胶水

怎么做

1. 和大人一起在户外散步，同时收集各种各样的树叶。

2. 把一些颜料挤在浅盘中，用美术刷子在树叶的一面涂上颜色。如果你没有刷子，也可以在树叶上滴一滴颜料，然后涂抹开。

3. 现在把树叶有颜料的一面贴到纸上，让它印出彩色的形状，再用不同的树叶做同样的拓印。

4. 如果你想让树叶拓印多姿多彩，可以用不同的颜色。（如果你不想手上沾满颜料，那就把树叶放到白纸上，描出轮廓，然后再涂颜色）

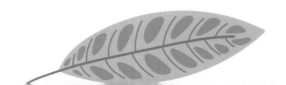

等你完成之后，把你的树叶艺术品剪下来，然后粘在
这个方框里面。

家长小贴士 ——————————————————————————

　　孤独症儿童可能会有感知觉刺激处理困难，他们会避免接触一些物品或者进行一些活动，而且容易挑食。这个活动是一个很好地让他们探索并适应不同的物品质地（粗糙的、干燥的、脆的、软的、湿的等）的方式。

拉绳艺术

完成任务后，
奖励自己一张小贴纸吧

你玩过拉绳艺术吗？这个游戏可以做出各种各样的五颜六色的图案。我们来开始吧！

你需要

- 大人的帮助
- 3 种颜色的可洗颜料
- 3 个塑料杯子或容器
- 3 段绳子，可以适合画纸尺寸的长度
- 1 张大的画纸
- 1 个闹钟
- 一个平整的硬台面，可以在上面铺上可洗泡沫爬爬垫、旧报纸、废旧的床单等

怎么做

1. 把每一种颜料倒入不同的杯子（倒足够多能淹没绳子）。

2. 把绳子放进不同的杯子浸润，绳子的另外一段留在杯子之外。

3. 设定 2 分钟的闹钟，然后等绳子吸满颜料。

4. 等待的时候，你可以哼唱一首歌，翻一本图画书或者跟别人聊聊天。关键在于你可以坐在椅子上不要弄出太大动静。

5. 当闹钟响了，把每一段绳子拉出来，慢慢放到画纸上（画纸提前铺到硬台面上），根据你自己的喜好绕出各种形态（比如弯弯的、麻花形状或者直直的），在绳子之间留一些空间让它们不至于混合在一起。

6. 设置 5 分钟的闹钟，然后坐在椅子上等待颜料固定下来。做些什么事情能让你待在椅子上不做出大的动静呢？你可以在一张纸上涂鸦或者在涂色书上涂色。这由你来决定！

7. 当闹钟响了，慢慢地把绳子从纸上拉起来，拉的时候不要把绳子从纸面上直接全部拉起来。

8. 看看你画出的图案是什么，为你的了不起的艺术作品喝彩吧。

家长小贴士 ————————————————————

　　这个活动的挑战在于孩子需要坐在桌子前等待时间的流逝，并且不出现问题行为。这可以鼓励孩子控制冲动行为，避免出现干扰行为，学习在没有具体任务要做的时候如何让自己有事干。这对很多孤独症儿童来说非常困难，所以大人要给予孩子多多的支持和鼓励。

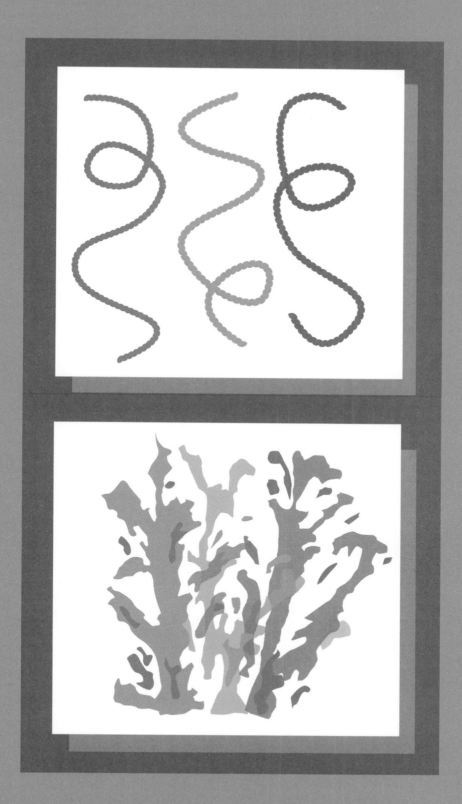

我的收藏品

完成任务后，
奖励自己一张小贴纸吧

你喜欢收藏什么呢？或许你喜欢恐龙，并且有很多恐龙玩具。或许你喜欢收集卡通片里超级英雄的人偶。

如果你没有特别的收藏品，想想你喜欢收藏点什么。把这些东西写到下面。

喜欢收集的东西

1.＿＿＿＿＿＿＿＿＿＿＿＿＿＿＿＿＿＿＿＿＿＿＿＿＿＿＿

2.＿＿＿＿＿＿＿＿＿＿＿＿＿＿＿＿＿＿＿＿＿＿＿＿＿＿＿

3.＿＿＿＿＿＿＿＿＿＿＿＿＿＿＿＿＿＿＿＿＿＿＿＿＿＿＿

其他想收集的东西

1.＿＿＿＿＿＿＿＿＿＿＿＿＿＿＿＿＿＿＿＿＿＿＿＿＿＿＿

2.＿＿＿＿＿＿＿＿＿＿＿＿＿＿＿＿＿＿＿＿＿＿＿＿＿＿＿

3.＿＿＿＿＿＿＿＿＿＿＿＿＿＿＿＿＿＿＿＿＿＿＿＿＿＿＿

家长小贴士

如果孩子的兴趣比较局限，这个活动可以鼓励他拓展自己的兴趣。帮孩子一起完成这个活动，你可以问一些关于他喜好的问题，并建议他想一下跟这些喜好的物品相似的其他东西，并引入不同的话题。

把下面的置物架上和宝藏箱里放上东西吧。你可以在上面画出你想收藏的东西，然后涂上颜色。

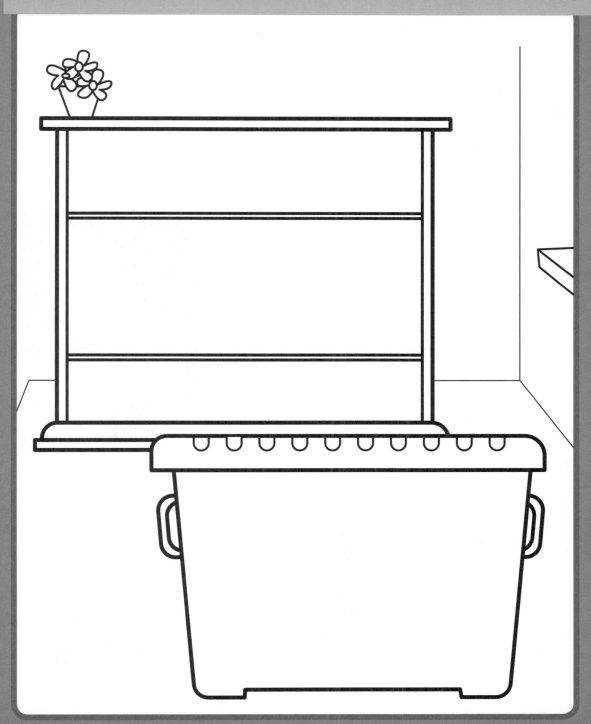

答案

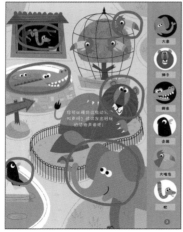

第 3 页

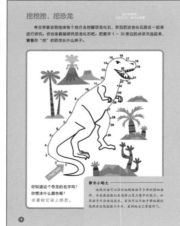

第 4 页

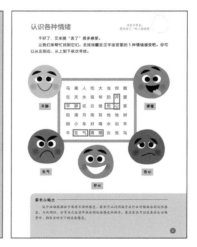

第 5 页

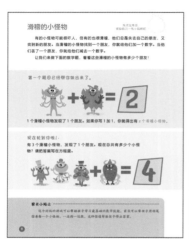

第 8 页

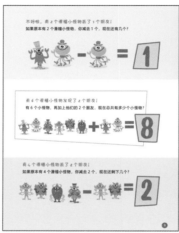

第 9 页

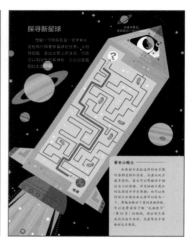

第 10 页

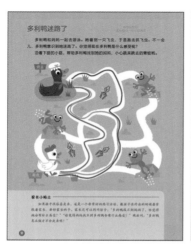

第 18 页

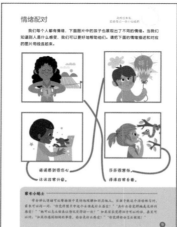

第 19 页

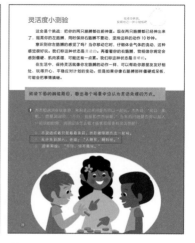

第 22 页

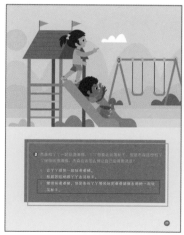

第 23 页

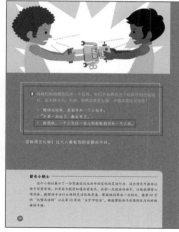

第 24 页

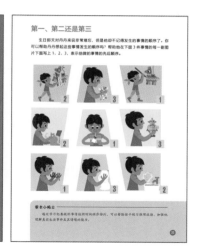

第 25 页

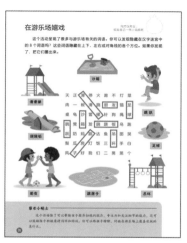

第 26 页

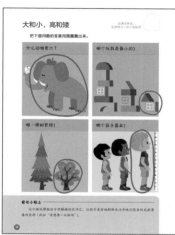

第 34 页

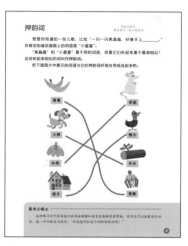

第 35 页

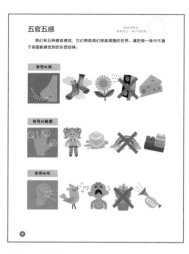

第 36 页

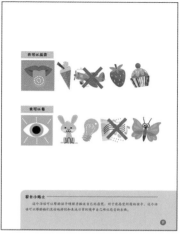

第 37 页

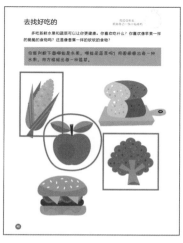

第 40 页

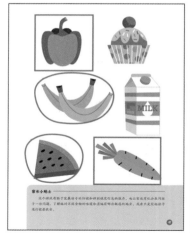

第 41 页

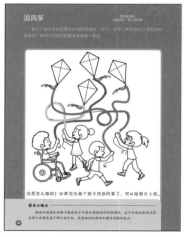

第 42 页

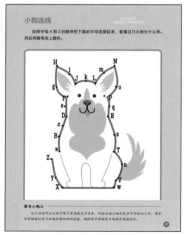

第 43 页

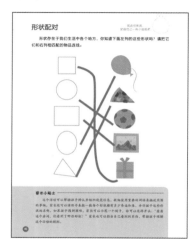

第 46 页

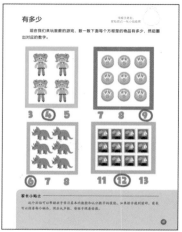

第 47 页

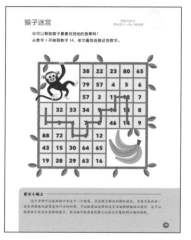

第 49 页

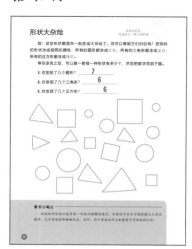

第 56 页

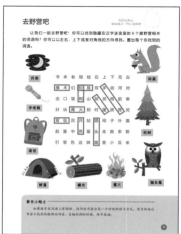

第 61 页

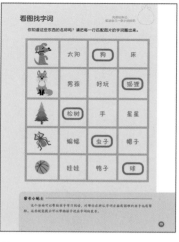

第 69 页

资源推荐

给孩子：

《给孩子的愤怒管理练习册》（*Anger Management Workbook for Kids*）

这本书可以帮助你理解自己的感受，保持平静，管理强烈的情绪。这本书的作者是萨曼莎·斯诺登，适合的年龄是 5 ~ 7 岁。

《小老虎丹尼尔的邻里》（*Daniel Tiger's Neighborhood*）

这是一部很好看的动画片，讲的是关于小老虎丹尼尔和他的朋友们的故事。他们一起学习生活中的重要技能，你也可以观看学习。

舒压玩具：

这个清单列出的舒压玩具可以让你的手忙起来，提升你的专注力，帮助你保持平静。

- 舒压方块：你可以用不同的方式扭转移动这个塑料的小方块。
- 捏捏球：这是非常棒的玩具，因为你可以随意揉捏它，而不用担心会捏爆。你可以在等待或者需要平静的时候来玩这种玩具。
- 伸拉绳：你可以随意弯曲、拉伸，弄成任何你想要的形状。

《给孩子的社交技能活动》（*Social Skills Activities for Kids*）

这本书有很多交朋友、说和听，以及理解社交规则的练习活动。作者是娜塔莎·丹尼尔斯，适合的年龄是 6~10 岁。

给家长和其他照料者：

美国疾病控制与预防中心孤独症专题网站

这个网址有很多孤独症相关的信息和最新的研究、适合家长观看的视频，以及其他相关的有用的资源，有英语和西班牙语版本，可访问 https://www.cdc.gov/ncbddd/autism。

孤独症及相关障碍中心

这是世界最大的孤独症治疗机构，提供各种各样帮助孤独症人士发挥最大潜能的资源。可以访问他们的官网 center for autism.com。

easterseals

这是美国最大的非盈利健康服务组织，为孤独症儿童的家长和照料者提供信息和资源。可以访问他们的官网 easter seals.com。

《养育孤独症孩子》（ _Parenting a Child with Autism Spectrum Disorder_ ）

作者是阿尔伯特·纳普，这本书提供很多富有同情心的实用策略，帮助孩子茁壮成长。

《养育倔强小孩》（ _Parenting the Strong-Willed Child_ ）

这本书介绍了一个为期五周的项目，使用正向强化来管束孩子的行为，不用河东狮吼，不伤孩子自尊。作者是雷克斯·佛汉德和尼古拉斯·朗。

《孤独症儿童家庭游戏指南》（ _Thriving with Autism_ ）

这本书专为家长设计，包含了很多适合家长和孩子进行沟通、一起参与的游戏活动。作者是凯蒂·库克。

《全脑教养法》（ _The Whole-Brain Child_ ）

这本书介绍了很多促进大脑健康发育和管理日常生活中冲突的方法。作者是丹尼尔·西格尔和蒂娜·佩恩·布赖森。

关于插画师

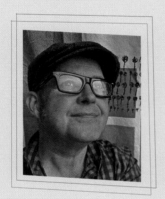

　　肖恩·西姆斯在美国俄亥俄州的克利夫兰艺术与设计学院学习插画。他的插画作品已经流行全球，被用于多种领域，包括童书、杂志、明信片、产品包装、玩具和面料。肖恩对收藏 20 世纪中叶的艺术品情有独钟。对他来说，没有什么比在周日起大早去当地跳蚤市场淘那些宝藏更快乐的事了。目前他和妻子以及两个孩子住在英国的布莱顿。

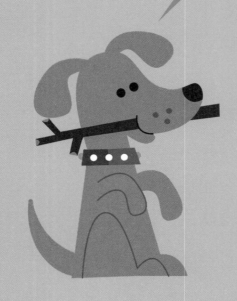